過感受性精神病
～治療抵抗性統合失調症の治療・予防法の追求～

監修
伊豫雅臣, 中込和幸

星和書店

Dopamine Supersensitivity Psychosis

Pursuit of Prevention and Treatment
of Treatment-Resistant Schizophrenia

by

Masaomi Iyo, M.D.,Ph.D.
Kazuyuki Nakagome, M.D.

2013 © Seiwa Shoten Publishers

過感受性精神病
～治療抵抗性統合失調症の治療・予防法の追求～

監修
伊豫雅臣, 中込和幸

星和書店

Dopamine Supersensitivity Psychosis
Pursuit of Prevention and Treatment
of Treatment-Resistant Schizophrenia

by

Masaomi Iyo, M.D., Ph.D.
Kazuyuki Nakagome, M.D.

2013 © Seiwa Shoten Publishers

はじめに

　約60年前にクロルプロマジンの統合失調症への有効性が発見されて以来、ハロペリドールを始めとした様々な抗精神病薬が開発され、統合失調症の治療は大きく変わりました。抗精神病薬に期待することも当初は陽性症状の改善であったものが、陰性症状の改善、認知機能の改善というように統合失調症患者さんの社会参加、QOL向上を目指すようになりました。そのためには再発予防が重要であり、再発予防には抗精神病薬の継続投与が有効であることが明らかとなりました。そして継続的に投与していくためにはコンプライアンスさらにはアドヒアランスの向上が鍵となり、その向上に向けた努力もなされてきています。一方で、抗精神病薬への治療抵抗性患者さんの存在が再認識され、クロザピンが唯一の治療薬であるとされてきています。ただ残念ながら、クロザピンには重篤な有害作用があり、それを避けるためにはやや煩雑なモニタリングが必要であるとともに、クロザピンに反応する治療抵抗性患者さんは40%前後といわれております。

　Libermanたちは2001年にBiological Psychiatryで発病早期の再発予防がより良い長期予後のためには重要であるということを指摘しました。一方、統合失調症患者さんは再発を繰り返すことにより病態、機能低下が進行するというメッセージにもなったと考えられます。ここで私が困惑したのは、Kreapelin, E.やBleuler, E.の報告によれば再発を繰り返す統合失調症といえば緊張型が典型的で、緊張型は症状悪化を繰り返す一方で症状が消失している時期には機能レベルはほぼ寛解する、というもので、再発を繰り返すことにより機能が低下するという仮説と必ずしも一致しないことでした。妄想型でも人格の低下は乏しいと習っており、やはり矛盾を感じました。

このシンポジウムで取り上げたドパミン過感受性精神病は1970年代には既に認識されており、再発のたびに精神病症状が重篤化し改善にも時間を要するようになり、さらには再発しやすく、治療抵抗性にも発展するというものです。そして抗精神病薬治療との強い関係が指摘されてきました。このような抗精神病薬への耐性形成の背景にはドパミンD_2受容体密度の代償的な増加があることも示唆されてきました。しかし、ドパミンD_2受容体密度の増加と再発のしやすさや治療抵抗化との関係は解明されずに、またその治療法も開発されないまま40年以上が経過してきました。私たち千葉大学ではこのドパミン過感受性精神病の病態仮説を立てて治療法を提案し、その治療法が極めて有効であることを見出しました。これは再発を繰り返して治療抵抗性統合失調症に発展してしまった、と思われる患者さんたちを部分的にでも改善させるもので、必ずしも全般的に不可逆的な機能低下に陥っているわけではないということを示すものです。

　我が国では抗精神病薬の多剤大量投与が指摘されてきています。我々の仮説では大量投与がドパミン過感受性精神病を作り出す、またはドパミン過感受性精神病が形成されてしまったために大量投与せざるを得なくなっているということを示すものとなります。自分自身の治療経験を振り返っても、患者さんを治すために正しいと思って行ってきていたことが、長期的にみると却って患者さんにはマイナスになっていたのかもしれないという自分たちの仮説の結果に当惑し、また残念に思わざるを得ませんでした。しかし、それはドパミン過感受性精神病の病態が世界的に不明であったことによるものであると思います。我が国ではクロザピンの導入も諸外国に大きく遅れ、やはり批判されてきました。このような歴史を考えると、我が国で世界に先駆けてドパミン過感受性精神病の病態を解明し治療法を開発することにより、より適切な抗精神病薬の治療法を確立してドパミン過感受性精神病を作らない、またはドパミン過感受性精神病に至ってしまった人たちを少しでも改善していくことが

重要な責務であると思います。

　本シンポジウムではドパミン過感受性精神病をテーマとして取り上げ、抗精神病薬によるより良い統合失調症治療について話し合いました。平成24年10月21日は日曜日であり、その午前中に千葉市幕張のホテル・ザ・マンハッタン幕張に全国から71名の方々が出席してくださり、熱気のある時間を過ごすことができました。本書はその記録集であり、多くの方々にその成果を知っていただきたく、出版の運びとしたものです。

　なお、本シンポジウムは一部、平成24年度厚生労働科学研究費補助金（障害者対策総合研究事業（精神障害分野）「向精神薬の処方や対策に関する実態調査と外部評価システム（臨床評価）に関する研究」ならびに同「専門的医療の普及の方策及び資質向上策を含めた医療観察法の効果的な運用に関する研究」、平成24年度千葉大学研究支援プログラム、千葉大学社会精神保健教育研究センターの支援を受けて開催いたしました。

平成25年1月

　　　　　　　　　　　　　　　　　　　　　　　伊豫雅臣
　　　　　　　　　　　　　　千葉大学大学院医学研究院精神医学／
　　　　　　　　　　　　　　千葉大学社会精神保健教育研究センター

目　次

はじめに（伊豫雅臣）　iii

1. より安全な抗精神病薬治療：間歇的投与の可能性 … 内田裕之　1

1-2．治療の個別化の必要性　1
1-2．抗精神病薬の役割　2
1-3．抗精神病薬の副作用　3
1-4．必要な用量を予測する試み　6
1-5．抗精神病薬の減量　8
1-6．抗精神病薬の投与間隔の延長　10
＜討論＞　15

2. 統合失調症薬物療法におけるドパミンD_2受容体密度と至適占拠率 ………………………………… 伊豫雅臣　19

2-1．統合失調症治療における抗精神病薬のドパミンD_2受容体占拠率のPETによる測定　19
2-2．ドパミン過感受性精神病とドパミンD_2受容体密度　22
2-3．ドパミンD_2受容体密度と至適占拠率　28
2-4．ドパミン過感受性精神病の予防：D_2受容体数を増やさない　34
2-5．ドパミン過感受性精神病の治療　35
2-6．その他のD_2受容体密度偏移に関わる病態　37
＜討論＞　39

3. ドパミン過感受性精神病の治療 ……………………金原信久　49

　3-1. 研究の背景：ドパミン過感受性精神病　49
　3-2. 研究の背景：治療抵抗性症例の他のタイプ　51
　3-3. 研究の背景：リスペリドン持効性注射剤　52
　3-4. 研究の方法：治療方法　52
　3-5. 研究の方法：ドパミン過感受性精神病の評価　53
　3-6. 研究の方法：被験者ベースライン　55
　3-7. 研究の結果　56
　3-8. まとめと考察　58

4. 総合討論 …………………………………………………　61

　4-1. 抗精神病薬の間歇投与と再発予防　61
　4-2. 抗精神病薬の効果発現までの期間　62
　4-3. 抗精神病薬の血中濃度測定について　63
　4-4. 統合失調症の治療抵抗性メカニズム　66

5. 指定発言 ……………………………………………佐藤光源　71

　5-1. 一過性か持続性か　72
　5-2. 病像の難治化との関連　72
　5-3. 病態と予防　73

「ドパミン過感受性精神病の研究用診断基準」　75
あとがき（中込和幸）　77

1 より安全な抗精神病薬治療：間歇的投与の可能性

内田裕之
慶應義塾大学医学部精神・神経科学教室

1-1. 治療の個別化の必要性

　慶應義塾大学医学部の内田と申します。私は、今、慶應義塾大学病院で働いているのですが、普通に臨床もやっております。外来もやっていますし、病棟で診察するなど、こちらに今日多く参加されている精神科の病院にご勤務の先生方と同じようなバックグラウンドで普段仕事をしておりまして、時間を見つけて何とか頑張って研究をしているというところです。

　今日のお話は、「より安全な抗精神病薬治療」と題して出させていただいたのですが、まだかなりプレリミナリーなところもあり、また、まだ賛否両論というようなところもございますので、そういったところで、いろいろご意見をいただければと思います。今日、お話しする内容には、認められている処方方法とは異なる部分もあります。すべて推奨しているというわけではございませんので、その点について最初に申し述べさせていただきます。

　まず、治療に関して「十把一絡げの治療はありうるのか？」ということです。例えば、有名なムンクの「叫び」のような激しい幻覚妄想状態のときには、仮にリスペリドンが4 mg必要かもしれないし、5 mg必

要かもしれない。あるいはオランザピン15mgでも、アリピプラゾール24mgでもいいのかもしれないのですが、しかし寛解に至ったときにも本当に同じ量が必要なのでしょうか？　大体、我々が実際、臨床でお薬を処方している場合に、急性期にはある程度の量が必要でも、良くなった後というのは、患者さんが重だるい気がする、つらい気がするということを言って薬を減らすことはよくあるわけです。

ですので、そういったところで急性期、寛解期というところも認識しながら治療を進めていかなければならないだろうというのが、まず1つの提起です。

本日は、まず、釈迦に説法ではあるのですけれども、統合失調症における抗精神病薬の役割について、いくつか振り返ります。その後に「治療の窓」、つまり治療においてドパミンD_2受容体をどのくらい遮断すればいいのか、そういった「治療の窓」に影響しうる要因についてご紹介します。先ほど申し上げた急性期、維持期の違いなどについて触れまして、現在、我々が行っている研究に関しても述べさせていただきたいと思っています。

1-2. 抗精神病薬の役割

まず、統合失調症の治療における抗精神病薬の役割についてです。ご存知のとおり、抗精神病薬は統合失調症の治療の要であります。そのメカニズムとしては、いろいろな薬が出てきていますので、全部同じように論じることは難しいのかもしれませんが、今、少なくとも重要視されている抗精神病薬というのは、同じメカニズムを持っています。つまりそれは、ドパミンD_2受容体を遮断する、というものです。アリピプラゾールの場合には、また少し別な部分はあるのですが、多かれ少なかれそういったドパミン神経系の神経伝達を遮断、もしくは緩める、そういったところで効果を発揮しています。またクロザピンも、少し話が別になっ

てくるのかもしれませんが、ドパミンを遮断して効果をある程度発揮しているのだろうと考えています。

　また、効果に関しては急性期治療で効果があるのはもちろんのこと、お薬をやめてしまうと患者さんは再発してしまう。これはデータによっていろいろ違いがありますが、1年以内に7割であったり、8割であったり、高いと9割であったり、そういった方々が症状の再燃を経験されてしまいます。このような理由で、長期にわたる服薬を余儀なくされるというのが、現時点における統合失調症治療の実情であります。

1-3. 抗精神病薬の副作用

　抗精神病薬を投与して、その結果良くなります。それでその後ずっと再発しないとなれば、それが一番いい話です。けれども問題になるのは、抗精神病薬というのは副作用も引き起こしうるということです。運動系の副作用というのは、1960年代からデータが出始めていて、50年来、抗精神病薬の副作用としては一番、集中的に研究されています。パーキンソン症状、アカシジア、遅発性ジスキネジア・ジストニアは、第二世代抗精神病薬が出てきて、減少することが期待されたのですが、結局のところやはりある程度は起こることがわかっています。こういった副作用というのは、服薬アドヒアランスの低下にもつながりますし、患者さんの自尊心の低下にもつながります。また、代謝系副作用、これは、第二世代抗精神病薬が出てきて、かなりトピックになっているのですが、これは今に始まった話ではありません。クロルプロマジンの頃から、いろいろな代謝系の副作用というのは起こっていました。まだメカニズムは十分にわかっていない部分もかなり多いですが、高脂血症、高血糖、糖尿病なども副作用として認められ、特に高血糖、糖尿病に関しては、薬によっては禁忌にもなってきます。また、体重増加や、プロラクチン上昇によって骨密度が下がったり、性機能障害も起こったりします。更に

月経不順、無月経、これは女性において生殖機能に直接関係してきますし、骨密度の低下などによって将来的に骨折にも結びつくことがあります。こういったことは、先ほどの服薬アドヒアランスの問題だけでなく、身体危機にもつながりえます。

また、Rayらの報告[1]のとおり、定型・非定型問わず、用量が増えていくと心臓突然死のリスクが上がります。これは、定型・非定型というふうに2つに分けるのはどうかという議論もありますが、より安全と思われているような現在の薬でも心臓突然死は用量依存性で起こりうるという問題があります。

また、不快な主観的体験、ニューロレプティック・ディスフォリアという言葉でお話ししたほうが皆様にはよく伝わるのかもしれません。抗精神病薬はドパミン神経系を抑制します。ドパミンは楽しければ出てくる物質ですので、そういったものが抑えられると何となく重だるい嫌な感じがしてしまいます。我々が患者さんにお薬を出していても喜んで飲む方というのはそれほど多くありません。ルーチンで飲んでいらっしゃる方はいるのですが、大抵飲みたくなくなり、減らしたり自分で間引いて飲んだりしていらっしゃる方が多いです。

それを証明する1つの研究をご紹介します。私はトロント大学に3年間行っていたのですが、その時の同僚のMizrahi先生が発表したものです[2]。抗精神病薬によって脳内のドパミンD_2受容体が占拠されればされるほど、主観的ウェルビーイングといわれる不快な主観的体験が増えていき、何となく重だるい、嫌な体験をしてしまう。対象者数が少なく、いろいろ問題はあるのですが、そういった傾向はあるだろうという研究です。

次も、かなり大ざっぱな研究で申し訳ないのですが、まずは高齢者の統合失調症の患者さんでの特に注意機能に関する研究です[3]。注意機能というのはドパミン神経系との関連において、人間においても動物においてもいろいろとこれまで研究されているのですが、ドパミンD_2受容

体の占拠率がある程度を超えてしまうと注意機能が障害されてしまうといったデータもあります。この研究結果も、いろいろ問題点はあるのですが、そういった傾向もおそらくあるであろうと考えています。

　次に、CATIE研究の再解析をご紹介します。CATIE研究というのは、アメリカで行われた統合失調症に対する大規模な研究で、抗精神病薬を無作為に割り付けて脱落率を主要転帰として検証したものです。アメリカのNIMHというのは結構気前がよくて、ちゃんと申込書に漏れなく記載をして学部長のサインをもらって出すと、そのCATIEのデータのCDを、FEDEXですぐに送ってくれるんです。そこにはすべてのデータが入っています。遺伝に関するデータ、血中濃度に関するデータは入っておりませんが、それ以外のデータはすべて入っており、それを再解析しました。D_2受容体の占拠率はCATIEでは測定していないのですが、血中濃度に関するデータを入手し、詳しいモデルはここでは省かせていただくのですが、ピークとトラフの血中濃度をまず予測するモデルを作りました。そしてそこからD_2受容体と認知機能の関連を、D_2受容体遮断率に基づいて4群に分けて検証したところ、占拠率が70％台後半になってくると、すべての認知機能が各ドメインにおいて落ちていました[4]。

　この結果は、ちょっとトリッキーなところもあります。抗精神病薬というのは認知機能を良くするというデータもありますし、精神病症状の改善とは無関係に良くするというデータもあるのですが、その辺はまだ結論が出ていないところだと思います。臨床的な直感としては、患者さんはお薬を飲んでいると、ちょっと重だるくなってきて、認知機能が落ちるのは十分ありうることかなとは思っておりまして、このデータはそういったことをある程度支持しているものだと考えています。

　このように、統合失調症の治療において抗精神病薬の投与を続けなければならない、しかし、一方で何とか量を減らしていきたい。先ほど示した副作用のすべてが用量依存性というわけではありません。例えば、

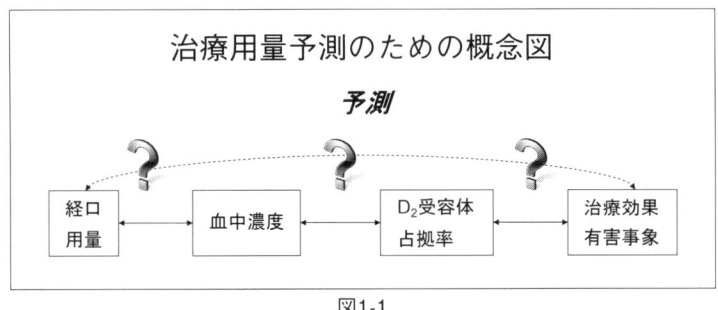

図1-1

代謝系副作用などは用量依存性ではなさそうです。ですが、運動系の副作用、認知機能、また心臓突然死、そういったものはおそらく用量依存性と考えてもよかろうというところから、どのように量を減らしていけばいいかというのが、次のお話です。

1-4. 必要な用量を予測する試み

　ここでお示しするスライドは、現在我々が取り組んでいるモデルです（図1-1）。最終的には経口用量から血中濃度を予測してD₂受容体占拠率をある程度の精度で予測して、そこから治療効果を予測するというものです。つまり、最終的には、この人にはどのくらいの量が必要なのかということや、この人はどのくらいの量まで減らしても大丈夫なのかというようなことをモデルとして作っていきたいと考えております。今日は、そのモデルに関する、これまで集積されているデータについてお話をさせていただこうと思います。

　まず、ドパミンD₂受容体と臨床効果との関連についてです。D₂受容体占拠率と臨床効果に関しての論文は、最初にスウェーデンのFarde先生が出されて、その後、私のトロント時代の師匠であるShitij Kapur先生が、2000年代前半にさまざまな薬でいろいろな有力なデータを出してこられました。ドパミンD₂受容体の占拠率が78％を超えると錐体外路

症状が起こりやすくなり、それで60％から（60％であったり65％ともいわれたりしますが）、その占拠率を上回ると治療効果が得られやすいだろうというのは彼のそうした論文のなかの1つであり、特に有名なものです[5]。時々、その65％から80％という数字が一人歩きしてしまって、それがもうマジックナンバーのように考えられたりすることがあるのですが、論文を見ていただければわかるとおりかなり個人差があるのです。80％を超えても効果の出ない方もいますし、もっと不思議なのは、例えば臨床で薬をある程度の量、結構な量を使っているのに、錐体外路症状だけが出て全然効果がないというような人もいたりします。つまり、これがすべて正しいわけではないのですが、こういった知見から、65％から80％ぐらいを遮断すると反応する人たちの比率が増える、オッズ比が上がる、そういったことはわかっています。

　これをちょっと補強する形として、PET研究というのは、どうしても仕方がないのですが、サンプル数が少ないのです。PETを1回とるのに、施設によって違いますが20万円ぐらいかかったりしますし、なかなか十分な数が集まりません。そこで我々はこれまで発表されたデータを集積して解析を行ったSystematic ReviewとPooled Analysisを発表しました[6]。細かいやり方については論文を見ていただきたいのですが、特に驚くべき結果ではなく、今までいわれていた結果がおそらく正しかろうというようなデータです。78％を超えるとパーキンソン症状が起こりやすくなる。60％を超えると、陽性・陰性症状評価尺度（PANSS）・簡易精神症状評価尺度（BPRS）、これはご存知のとおり、統合失調症の精神症状の評価尺度ですが、これらの尺度の総点で25％減を得られやすくなり、68％を超えると半分ぐらい点数が減るのではないかというデータが得られました。

　65％から80％という「治療の窓」はおおむね正しいと考えられますが、次の条件の適用が必要です。今までのPET研究というのは、若年の成人や、急性期の治療が対象になっており、最初にお話ししたように

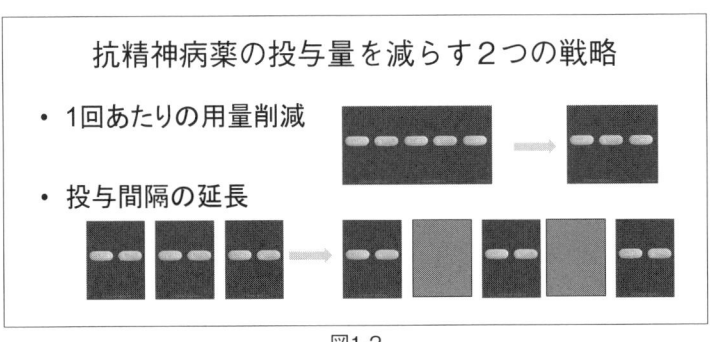

図1-2

維持期ではまた話は別なのかもしれません。今日は年齢の話は省きますが、若い人と年配の方で同じ量が必要なのかということが、また問題になってきます。それは血中濃度、腎機能、肝機能などの血中濃度の問題、また、後で伊豫雅臣教授もお話をされるはずですけれども、ドパミン受容体の密度、そういったものも年を取ってくると変わってきます。ですので、高齢者においてはこの65％から80％という「治療の窓」は、低くなってくる可能性が十分あるわけです。実際、そういったデータを発表しております[7,8]。少し話がそれましたが、今日は、急性期と維持期において用量をどう設定していくか、ということについて述べさせていただきます。

1-5. 抗精神病薬の減量

まず、抗精神病薬の投与量を減らすときに、どういう作戦をとっていけばいいのかということについてです（図1-2）。まず、1つめは非常に単純な作戦で、1回あたりの用量を削減します。つまり、例えばオランザピンを15mg飲んでいる人なら10mgにしてもいいのかもしれませんし、リスペリドン5mgなら3mg、といったことがあるかもしれません。もう1つの戦略は投与間隔を延ばしていく。例えば、1日2回飲ん

でいる人を1日1回にしたり、毎日飲んでいる人を2日に1回に投与間隔を延ばしたりというようなことが次の戦略として考えられます。

　まず用量削減についてお話しします。これは意外なことに、維持期において用量をどうするかということについては、はっきりとしたコンセンサスがありません。例えば、アメリカ精神医学会の治療ガイドラインでは、できるだけ量を減らしましょう、少なくしましょうということが推奨されています。もう1つの治療ガイドラインであるエキスパート・コンセンサス・ガイドラインでは、第二世代抗精神病薬は運動系の副作用が少ないので急性期と同じ量を使って再発のリスクを減らしましょうと書いてあります。私の立場としては前者で、後者のほうは先ほど申し上げたように運動系の副作用に関しては第一世代よりは少なくなっているとはいえ、いろいろな副作用、特に心臓突然死、そういったものも用量依存性で起こるということを考えると、やはりできるだけ少なくしてあげたほうが患者さんの負担が少ないのではないかと考えています。

　そこで、メタ解析を行いまして、半年以上の前向き試験で、同じ薬剤で用量を2群以上設定している研究を集めてみました[9]。こういう研究は結構少なくて、急性期治療においてはさまざまな用量設定をしますが、長期だと大体フレキシブルドースの研究デザインになっています。大体、薬A対薬Bというふうに比べているので、論文としてはなかなか集まらず、13報でした。それでも対象者数としては1400ぐらい集まりました。そして、薬の用量をDefined Daily Doses（DDD）に基づいて3つの群に分けました。DDDは、これは世界保健機関によって規定されているのですが、「この薬剤は維持期においてどのぐらいの量を使いましょう」というのが1ユニットとして決まっています。例えばリスペリドンだと5mgが1DDD、オランザピンだと10mgが1DDD、クエチアピンだと400mgが1DDDという形で決まっているわけです。それで、その0.5DDD未満のものを超低用量、標準量の半分より多いが標準量より少ないものを低用量、標準量というのを1DDD以上としました。なかには途轍も

ない大量の抗精神病薬を使っている研究がありましたが、そういったものははずしています。最近、よく使われるOverall Treatment Failure（いかなる理由による治療脱落）に関して比較したところ、低用量、つまり少し少なめだけど半分までは減らさないというものと標準量を比べてみると、両群で有意な差はありませんでした。これは、ちなみに再入院率や再発率などで見ても同じような結果でした。しかしながら標準量と超低用量を比較すると、超低用量で再発しやすくなってきます。これはOverall Treatment Failureだけではなく、ほかの再入院率、再発率、そういったものでも差が出てきました。つまり、維持期において使用する抗精神病薬の量はそこそこ少なくてもいいだろうけれども、あまり少なくてもよくないというような結果です。ちなみにこうした研究は、D_2受容体の占拠率を測っていません。とはいえ、ここから大体、類推できることとしては、急性期において65％から80％必要といわれていますが、それより少し低めの範囲のところが維持期においてはいいのかもしれないということを示唆している知見だといえます。

　ちなみに、これを前向きできっちり研究したものを我々はつい最近終わらせたところで、我々の研究室の竹内啓善先生が頑張れば、何とか1、2カ月のうちに論文投稿できると思います。その結果、やはり多少減らしても大丈夫だろうというのを前向き試験でも確認しています。よって、維持期ではより低い占拠率、これは占拠率を調べているわけではないのですが、そういったことでもよいのかもしれません。

1-6. 抗精神病薬の投与間隔の延長

　そして、2つめの抗精神病薬の投与量を減らす戦略、つまり先ほど申し上げたように投与間隔を延ばしていくということに関してのデータです。こちらはトロント大学のGary Remington先生が出された間歇的な投与に関しての2つの論文、1つはJournal of Clinical Psychopharma-

1．より安全な抗精神病薬治療：間歇的投与の可能性　11

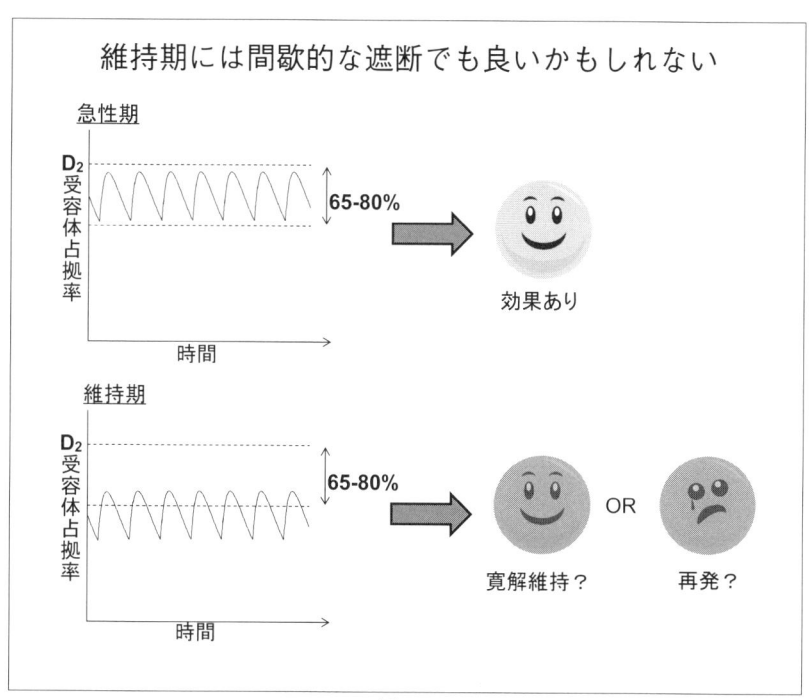

図1-3

cologyに掲載されたレターで[10]、もう1つは2011年にJournal of Clinical Psychiatryに出されたフルレポートです[11]。前向きの6カ月研究で、リスペリドンもしくはオランザピンを飲んでいる統合失調症の患者さんで、対象者数は少ないのですが（18対17）、片方は、通常治療、もう一方は2日に1回投与。これは、普通にカプセルに患者さんにはわからないような形で入れています。そういった形で、前向き研究を行ったのですが、結果としては、なぜか通常治療しているほうが再発率が高く、2日に1回投与のほうが再入院率が低かったという結果でした。これには統計学的な有意差はなく、対象者数が少ないということで起きた数字のマジックなのかもしれませんが、BPRSのスコアの変化も特に有意な差を認めることはなく、両群において、概ね良好な結果が得られました。この結

図1-4

　果が言いたいことというのは、先ほどお話ししたように65％から80％、そういった範囲を遮断する量をずっと続ける必要があるのか、もしくは、時々ポーンと刺激を加えて、少しまたゆるくして、また刺激を加えてというような形での刺激でもよいのではないかということです（図1-3）。

　間歇的な遮断をすることによって、何がいいかというと、全体的な投与量を減らすことによって用量依存性の副作用を減らすことができるかもしれない、ということです（図1-4）。また、生理的なドパミンを邪魔しない。これはかなりざっくりとした表現をしていますが、抗精神病薬がずっと脳に残っている状態ではなく、時々、生理的なドパミンの伝達をすることができれば、遅発性ジスキネジアのリスクを軽減することができるかもしれない。これは、実際、オランザピンを使っての動物実験でTurroneらが明らかにしています[12]。研究としては、1日1回注射でオランザピンを投与するラットと、ポンプを背負わせて、ある程度持続した脳内占拠率を維持できる量のオランザピンをずっと流し続けるラット、その2群で遅発性ジスキネジアのリスクがどうなるかを検証しました。結果は、ポンプを背負っているラットにおいて、遅発性ジスキネジアのモデルとしての動きが有意に多く出現しました。このように、遅発性ジスキネジアなどの遅発性運動系副作用が少ないと考えられてい

るオランザピンですら、持続的に投与すると副作用を起こしてしまう可能性があるということです。あくまでも動物レベルの話です。

　また、我々が抗精神病薬を投与して、その結果として患者さんの脳の中で何が起きているかというと、当然、病気になる前の状態に戻しているわけではなくて、また新たな状態を作り出しています。新たな状態を作って適応できるようになっているということですが、ずっと遮断し続けてしまうことによって、受容体のアップレギュレーションであったり、またそういった薬を投与していることに対応するためのいろいろな脳の中での動きが起こるかもしれません。そういったことを考えると、薬の投与を持続的に続けるのではなくて、時々、自由な時間帯を作ってあげるほうがいいのかもしれないという考え方があります。

　次にご紹介するのは、トロントで私がまとめたデータです。リスペリドン持効性注射剤、これは普通、2週間に1回投与する薬ですが、4週間に1回投与する1年間前向き研究も北米で行われました。オタワで参加している患者さんの7名がその日の朝、トロントに飛行機で1時間ぐらいかけて飛んできて、スキャンをして、その日のうちに帰っていくというPET研究がありました。かなり対象者数が少ないのですが、7名参加して、トラフ（最低値）のD_2受容体占拠率を測定しました。4名は65％を完全に切っているのですが、そういった方も1年後、再発していませんでした[13]。

　これからいくつか似た研究を提示します。まずは我々のグループの水野裕也先生が行ってくれた研究です[14]。我々の外来に来ている、いわゆる安定している患者さんのドパミンD_2受容体占拠率をリスペリドンもしくはオランザピンの血中濃度から推定したところ、おおよそ半分において継続して65％以上を遮断していませんでした。

　次は、我々のグループの猪飼紗恵子先生が行ってくれたのですが、リスペリドン持効性注射剤を使っている患者さんのトラフ、一番低いと想定されるときのD_2受容体占拠率を血中濃度から推定したところ、約半

> **つまり、維持期の統合失調症治療において、**
>
> - ドパミンD₂受容体占拠は、急性期（65-80％）より少なくてよいかもしれない
>
> - 間歇的な遮断でもよいかもしれない
>
> - そもそも65％という閾値が存在しないかもしれない

図1-5

数の患者さんで65％に到達していませんでした[15]。

　最後は、今日ここに来てくれている森口翔先生がまとめてくれたデータです。これはCATIEのデータの再解析です（J Clin Psychopharm in press）。これまでお示ししたデータの問題点は、寛解の定義をきっちり満たしているかどうかわからないということです。「寛解」は、Andreasenらが提唱したようにPANSSの中でのいくつかの項目について3点以下を6カ月維持している、と定義されています。この研究はCATIEのデータを使ってその辺を厳密に見てみたものです。これまでと同様に、寛解を維持していた患者さんの半分ぐらいは65％以上をずっと遮断しているわけではありませんでした。こういった知見からも65％から80％という数字は、少なくとも急性期ではある程度の患者さんには当てはまるのかもしれませんが、維持期ではあまり当てはまらないかもしれません。つまり、維持期の治療においては65％から80％より少なくてもよいのかもしれないですし、間歇的な遮断でもいいのかもしれません（図1-5）。

　最後になりますが、まず、このような機会を与えていただいた伊豫教授に心より御礼申し上げます。また、関係者の皆様、ありがとうございました。本日、お示ししたデータというのは、私一人でできたわけでは当然なく、多くの共同研究者の協力によってできました。この場で改

めて御礼申し上げます。ご清聴ありがとうございました。

―――――――――――

◆討論（座長：伊豫雅臣）

D_2受容体の感度

伊豫 エビデンスに基づいたところから、D_2受容体の占拠率、それから臨床効果、その兼ね合いについて非常にわかりやすくご説明いただきました。

少し本質とずれてしまいますが、先生はCATIEスタディや、海外のこういったデータを再解析等も含めてされていらっしゃいますが、結構簡単に手に入ると先ほどおっしゃっていましたが、プロトコルを書いて申し込めば、入手できるということでしょうか。

内田 CATIEに関してはNIHのホームページで、申込書をダウンロードして、必要事項を書いて学部長のサインをもらって出せば翌週届きました。

田所 千葉大精神科の田所です。先生もご存知のように、この間歇投与に関して、確か2008年に、Kapurが"The less is more"という有名な論文で、最後に機序をある程度推定していて、要するに間歇投与にすると、おそらくD_2受容体が代償的な感度の低下を引き起こす、ないしは少なくとも感度の上昇を引き起こさないために、維持期には低い占拠率でもよいのではないかというような説明をしていましたが、先生はどんなふうにお考えでしょうか。

内田 それはまったく同意見で、私自身がそういった動物を扱っているわけではないのですが、そのShitij Kapurが今年になってまた、そういった動物レベルでのデータをはっきり提示しています。よって、その感度の問題というのは、かなり関係しているところだと思います。

伊豫 最後の総合討論で、私どもと内田先生との違いも少し出てくる

と思います。その辺のところも含めてフロアの先生方といっしょにディスカッションできればと思っております。

（注）発言者
田所重紀先生：千葉大学医学部附属病院精神神経科精神科医

引用文献

1) Ray WA, Chung CP, Murray KT, Hall K, Stein CM : Atypical antipsychotic drugs and the risk of sudden cardiac death. N Engl J Med. 2009 ; 360 (3) : 225-35.
2) Mizrahi R, Rusjan P, Agid O, Graff A, Mamo DC, Zipursky RB, Kapur S : Adverse subjective experience with antipsychotics and its relationship to striatal and extrastriatal D2 receptors : a PET study in schizophrenia. Am J Psychiatry 2007 ; 164 (4) : 630-7.
3) Uchida H, Rajji TK, Mulsant BH, Kapur S, Pollock BG, Graff-Guerrero A, Menon M, Mamo DC : D2 receptor blockade by risperidone correlates with attention deficits in late-life schizophrenia. J Clin Psychopharmacol 2009 ; 29 (6) : 571-5
4) Sakurai H, Bies RR, Stroup ST, Keefe RS, Rajji TK, Suzuki T, Mamo DC, Pollock BG, Watanabe K, Mimura M, Uchida H : Dopamine D2 Receptor Occupancy and Cognition in Schizophrenia : Analysis of the CATIE Data. Schizophr Bull. 2012 Jan 30.
5) Kapur S, Zipursky R, Jones C, Remington G, Houle S : Relationship between dopamine D (2) occupancy, clinical response, and side effects : a double-blind PET study of first-episode schizophrenia. Am J Psychiatry. 2000 Apr ; 157 (4) : 514-20.
6) Uchida H, Takeuchi H, Graff-Guerrero A, Suzuki T, Watanabe K, Mamo DC : Predicting dopamine D_2 receptor occupancy from plasma levels of antipsychotic drugs : a systematic review and pooled analysis. J Clin Psychopharmacol 2011 ; 31 (3) : 318-25.
7) Uchida H, Kapur S, Mulsant BH, Graff-Guerrero A, Pollock BG, Mamo DC : Sensitivity of older patients to antipsychotic motor side effects : a PET study examining potential mechanisms. Am J Geriatr Psychiatry 2009 ; 17 (3) : 255-63.

8) Uchida H, Suzuki T, Graff-Guerrero A, Mulsant BH, Pollock BG, Arenovich T, Rajji TK, Mamo DC : Therapeutic window for striatal dopamine D2/3 receptor occupancy in older patients with schizophrenia : a pilot PET study. Am J Geriatr Psychiatry. 2012 Oct 31. [Epub ahead of print]
 9) Uchida H, Suzuki T, Takeuchi H, Arenovich T, Mamo DC : Low dose vs standard dose of antipsychotics for relapse prevention in schizophrenia : meta-analysis. Schizophr Bull 2011 ; 37 (4) : 788-99.
10) Remington G, Seeman P, Shammi C, Mann S, Kapur S : "Extended" antipsychotic dosing : rationale and pilot data. J Clin Psychopharmacol. 2005 Dec ; 25 (6) : 611-3.
11) Remington G, Seeman P, Feingold A, Mann S, Shammi C, Kapur S : "Extended" antipsychotic dosing in the maintenance treatment of schizophrenia : a double-blind, placebo-controlled trial. J Clin Psychiatry. 2011 Aug ; 72 (8) : 1042-8.
12) Turrone P, Remington G, Kapur S, Nobrega JN : Continuous but not intermittent olanzapine infusion induces vacuous chewing movements in rats. Biol Psychiatry. 2005 Feb 15 ; 57 (4) : 406-11.
13) Uchida H, Mamo DC, Kapur S, Labelle A, Shammi C, Mannaert EJ, Mann SW, Remington G : Monthly administration of long-acting injectable risperidone and striatal dopamine D2 receptor occupancy for the management of schizophrenia. J Clin Psychiatry. 2008 Aug ; 69 (8) : 1281-6.
14) Mizuno Y, Bies RR, Remington G, Mamo DC, Suzuki T, Pollock BG, Tsuboi T, Watanabe K, Mimura M, Uchida H : Dopamine D2 receptor occupancy with risperidone or olanzapine during maintenance treatment of schizophrenia : a cross-sectional study. Prog Neuropsychopharmacol Biol Psychiatry. 2012 Apr 27 ; 37 (1) : 182-7.
15) Ikai S, Remington G, Suzuki T, Takeuchi H, Tsuboi T, Den R, Hirano J, Tsunoda K, Nishimoto M, Watanabe K, Mimura M, Mamo D, Uchida H : A cross-sectional study of plasma risperidone levels with risperidone long-acting injectable : implications for dopamine D2 receptor occupancy during maintenance treatment in schizophrenia. J Clin Psychiatry. 2012 Aug ; 73 (8) : 1147-52. doi : 10.4088/JCP.12m07638.

2 統合失調症薬物療法における ドパミンD₂受容体密度と至適占拠率

伊豫雅臣
千葉大学大学院医学研究院精神医学

　千葉大学の伊豫と申します。内田裕之先生が臨床的エビデンスに基づいたお話をされたに対して、私はむしろ概念的なお話になります。また内容の多くは、現在 in press となっている我々の論文から引用しております[1]。本日は大きく分けて6つの項目についてお話しさせていただきます。

2-1. 統合失調症治療における抗精神病薬のドパミンD₂受容体占拠率のPETによる測定

　まず、統合失調症患者さんにおける抗精神病薬のドパミンD₂受容体占拠率のPETによる測定についてですが、極めて簡単にお話しさせていただきます。まず、抗精神病薬を内服していないときにD₂受容体に結合する極めて少量の放射性薬剤を静脈注射します。このとき、例えば、図2-1に示すように1000個の受容体があるとすると、2個の受容体と結合してその放射能がPETカメラで検出されるとします。この検査から結合能という受容体の数を反映する指標を算出します。次に、その半分をブロックする抗精神病薬を投与して同様にPET検査をしますと、今度は1個の受容体に放射性薬剤が結合し、その放射能が検出されます。ここでもそのときの結合能を算出します。これは前者の半分となります。

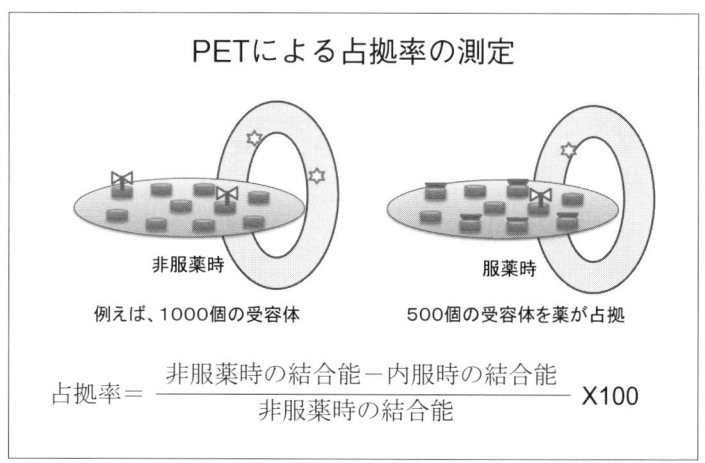

図2-1

そして飲んでいないときの結合能から飲んでいるときの結合能を引いて、それを飲んでいないときの結合能で割れば占拠率となり、このときは50％の占拠率となります。本来はこのような2回の測定で評価されるのですが、簡便のために飲んでいないときの結合能を他の人たちの平均としたりすることもあります。

　先ほど、内田先生からもお話がありましたが、1988年にFardeらが占拠率について報告しました[1]。ここでいくつか興味深いことがあります。1つは、ハロペリドール12mgを内服している人で、占拠率が80％でアカシジアが出現していました。一方で6mgを内服している人でパーキンソン症状が出ています。当然、PETの精度の問題もありますが、少量なのに重度の錐体外路症状が出るというようなばらつきがみられることは興味深いことです。もう1つは、クロザピンについてです。この報告からクロザピンは他の抗精神病薬とは違ってD_2受容体をあまり占拠せずに効果を出している、すなわち、D_2ブロック以外で効果が出ている可能性が高いということで、衝撃的な報告だったと思います。

　ところで、内田先生からもお話がありましたKapurのデータですが

2)、これも非常に興味深いことがあります。ある人は占拠率55％で非常に改善していますが、別の人では占拠率が70％にもかかわらず改善が見られなかったというものです。抗精神病効果が出現するのはD₂受容体を65％以上占拠したときと結論づけられていますが、実際にはこのような違いがあるのです。

　次の問題が、米国のエキスパート・コンセンサス・ガイドラインでは、例えばリスペリドンは初回エピソードが3～4 mgで、それに対して反復例では4～6 mgに用量が上がっていました。なぜ再発では用量が増えるのでしょうか？　日本での入院統合失調症患者さんの抗精神病薬用量は、現在は減っているのですが、2001年の場合では平均の抗精神病薬投与量がクロルプロマジン換算で1000mgと非常に多いと報告されています。

　ここで、統合失調症患者さんにおけるハロペリドールの血中濃度とD₂受容体占拠率についてお話しさせていただきます。1988年にSmithたちが報告したハロペリドールの血中濃度とD₂受容体占拠率のデータ4)を私たちは独自に再解析してみました5)（図2-2）。その結果、これらの関係はミカエリス・メンテンの質量保存則にしたがっているということがわかりました。すなわち、占拠率というのは、血中濃度と解離定数（またはED50）で決まってくるということです。すなわち、占拠率は血中濃度のみに依存するということがわかります。

　先ほどのエキスパート・コンセンサス・ガイドラインでも初発と再発では用量が違うし、日本では大量投与になっています。ところで、先ほど申しましたように占拠率は薬物の血漿中濃度に依存するとすれば、Kapur先生たちが至適占拠率と言っている65～78％は、理論上は一定の血中濃度にたどり着くということになります。そうすると、初発と再発で至適占拠率は同じなのか違うのか。また日本では大量の抗精神病薬が処方されていましたが、それは至適占拠率ではなかったのか、という疑問がでてきます。また、高齢者では非常に少量の抗精神病薬でも容易に

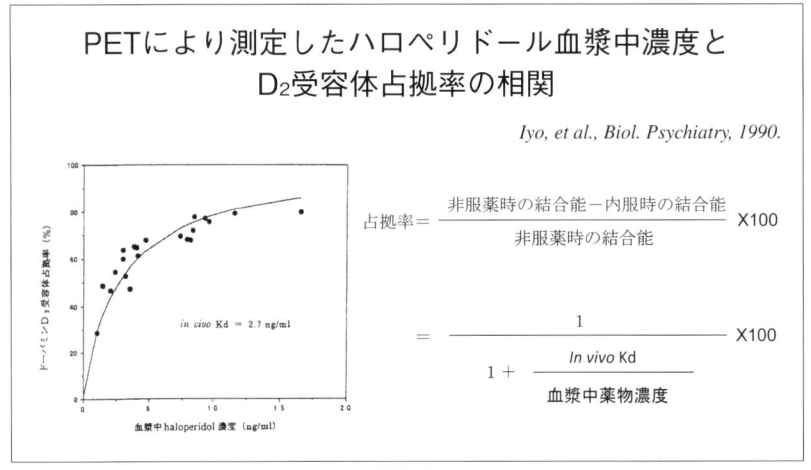

図2-2

錐体外路症状が出てしまいます。Kapurたちが至適占拠率を調べた対象患者たちというのは30代の初発の患者さんたちです。したがって、至適占拠率は初発か再発か、若年者か高齢者かで異なり、大量投与が必要となってしまっている人たちでも異なる可能性があるのです。

2-2. ドパミン過感受性精神病とドパミンD_2受容体密度

ここでD_2受容体の密度と精神症状の関係について考えるために症例についてお話しさせていただきます。

【症例】
　38歳の男性で、20歳のときに発症して、ハロペリドール6 mgで2カ月程度で寛解して、専門学校を中退してしまいましたがアルバイトを開始しました。症候学的には寛解に至り、社会機能も回復したわけです。ただ錐体外路症状のために抗コリン薬を併用していました。こ

の方の初期治療はこれで成功したように見えます。ところで、2年間で50％ぐらいの患者さん方が再発してしまうといわれています。この方も残念ながら、服用を中断して幻覚妄想が再燃してしまいました。このときハロペリドールは9 mgに増えております。それ以降も再発を繰り返すたびに、用量が増えてしまいました。36歳のときにはハロペリドール18mg、リスペリドン12mg、クエチアピン200mgという多剤大量投与となっておりました。しかし、これでも幻覚妄想の改善が乏しくなってしまっていたのです。38歳のときに、幻覚妄想、攻撃性、興奮が著明のため入院となり、保護室に隔離となりました。症状が非常に激しいためにオランザピン20mgを追加したところ、1週間程度で幻覚妄想はあるものの落ち着いてきましたので、1時間だけホールに開放観察としました。そのときは特に興奮など見られなかったのですが、その晩から、幻覚妄想が増悪してしまって支離滅裂となり、さらに非常に怒りっぽいという状態となってしまい、それ以降しばらく開放観察できないという状態に発展してしまいました。

このような患者さんがドパミン過感受性精神病（Dopamine Supersensitivity Psychosis：DSP）と考えられます。統合失調症患者さんの22〜43％の方々がDSPとも報告されております。特徴を整理してみると、初発時には抗精神病薬により精神病症状は改善しますが、再発再燃を繰り返すたびに抗精神病薬の用量が増えてしまい、遂には高用量の抗精神病薬が必要となり、精神病症状の改善までに要する時間も長くなってしまいます。さらに、わずかな減量や服薬中断によって短期間で精神病症状が再燃してしまいます。そしてこの症例のように些細なストレスで精神病症状が増悪または再発してしまいます。このように治療抵抗性の統合失調症に発展するだけではなくて、そのプロセスで再発しやすさも出てきてしまうというものです。このDSPの重要な予測因子というのが治療初期の錐体外路症状や、遅発性ジスキネジアといわれています。

この背景としてD_2受容体密度の増加が考えられています[6,7]。治療法としてはクロザピンが有効と考えられますが、上記のような病理に基づいた治療法は確立しておりません。我が国では大量の抗精神病薬で治療されている患者さんが多いので[8]、D_2受容体密度が増加してDSPの状態となっている患者さんが数多くいらっしゃると考えられます。残念ながら、我が国では患者さんを一生懸命治療してきた結果、高用量になってしまい、DSPに発展していってしまったという可能性は否めないということです。

ところで治療抵抗性統合失調症患者さんは統合失調症患者さん全体の40〜50％とも報告されていますが、この治療抵抗性統合失調症患者さんの中の約半数がDSPに関連しているという推定も出ております。DSPを考えるということは、統合失調症患者さんの治療法を確立していくうえにおいて、非常に大事だと考えられます。

次に、抗精神病薬を投与していてD_2受容体が増えてしまった過感受性精神病の病態と治療を考えるために動物実験を行いました。これは私たちの教室の田所重紀先生が大学院生のときに行ったものです[9]（図2-3）。ラットにハロペリドールまたはアリピプラゾール、溶媒を入れたポンプを背負わせて2週間持続投与し、ポンプを取って1週間断薬期間を設けてメタンフェタミンによって引き起こされる移所行動量と脳内D_2受容体密度を調べました。もう1つの実験は、ハロペリドールまたは溶媒を2週間投与して、ここで切り替えてそのままハロペリドールを2週間更に継続する群と、一方はアリピプラゾールまたは溶媒に変更して2週間投与するというものです。同じように1週間空けて行動量とD_2受容体結合を調べました。

最初の実験で、ハロペリドール投与群ではメタンフェタミンによる移所行動量が溶媒群に比べて1.8倍程度に上昇しましたが、アリピプラゾール群では溶媒群と差はありませんでした。D_2受容体密度もハロペリドール群では2.5倍ぐらいに増えていましたが、アリピプラゾール群では溶

ドパミン過感受性形成

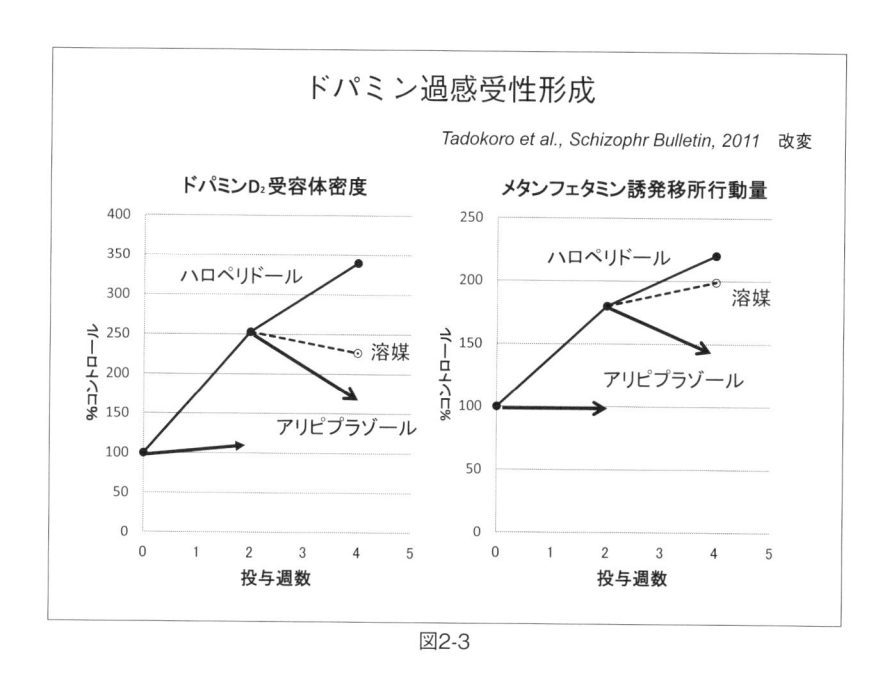

Tadokoro et al., Schizophr Bulletin, 2011 改変

図2-3

媒群と差はありませんでした。後者の切り替え実験、すなわち、ハロペリドールで既に D_2 受容体が増えている状態で、そのままハロペリドールを継続したものでは移所行動量も D_2 受容体密度もさらに増えており、溶媒に切り替えた群ではハロペリドール2週間投与群と差はありませんでした。ところがアリピプラゾール群では移所行動量も D_2 受容体密度も減少していました。すなわち、ハロペリドールでは投与期間にしたがってメタンフェタミンによって誘発される移所行動量は増加し、D_2 受容体密度も増加します。何も投与していなかったラットではアリピプラゾールは移所行動量も D_2 受容体密度も変化させませんが、ハロペリドールでドパミン過感受性ができているラットに対しては移所行動量も D_2 受容体密度も減少させ、ドパミン過感受性を改善させたのです。

ここで皆さんもすでにご存知だとは思いますが、ドパミン受容体のサイクルを簡単に説明します（図2-4）。ドパミンなどのアゴニストが

D₂受容体のサイクル

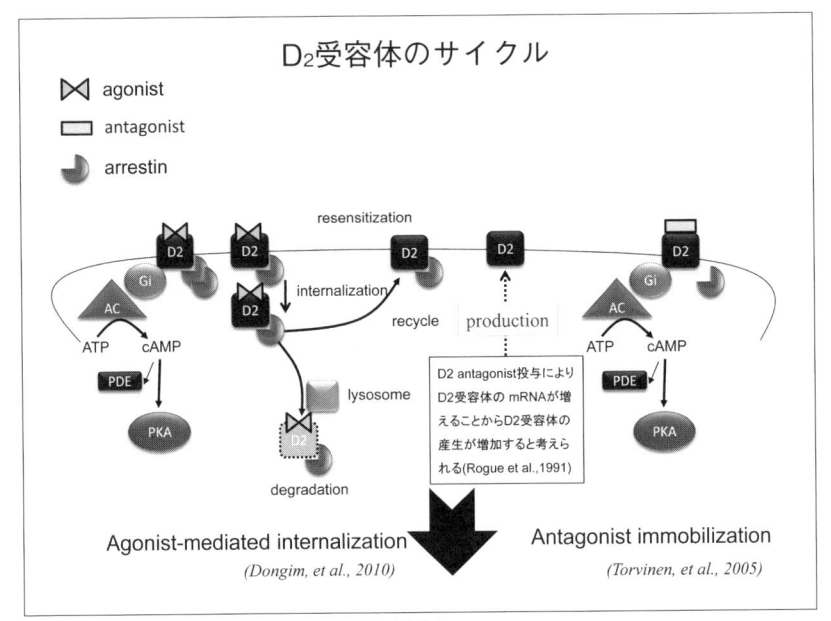

図2-4

 D₂受容体に結合すると細胞内での信号が生じるわけですが、結合したD₂受容体は細胞内にインターナリゼーションされて一部は分解され、一部はもう1回細胞表面に出てくるということになります[10]。一方でD₂受容体にアンタゴニストが結合するとイモビライゼーションといって細胞表面に留まることになります[11]。もし遮断し過ぎたら信号が弱くなるわけですから、生態としては代償的な作用が発現しますので、D₂受容体がより生産されることになり、D₂受容体数が増えるということになります。

 私たちは、過剰なブロックが起きたということが、新たなD₂受容体を作り出すキューになっているのではないかと考えています。したがって通常の状態で信号が伝達されていれば、D₂受容体の数は変わらないが、過剰にブロックしてしまうと信号が弱くなるので、代償的に受容体の数が増えてくるというものです。この増えた結果が神経学的には、遅

発性ジスキネジアなどであり、精神症状としてはDSPだろうと考えています。

ここでもう1つ興味深いのはアリピプラゾールのほうですね。アリピプラゾールを2週間投与してもD$_2$受容体密度には変化がなく、メタンフェタミンをチャレンジしても移所行動量は変わりません。しかし、D$_2$受容体密度が増えている状態にアリピプラゾールを投与すると密度が減少してくるわけです。これは何を意味しているかというと、アリピプラゾールはパーシャルアゴニストなので、受容体が多いと同じ濃度のアリピプラゾールであっても受容体に結合したアリピプラゾールが多いために過剰な信号を送ってしまい、代償的に受容体密度が減少したということになるわけです。

まとめると、ハロペリドールでD$_2$受容体密度が増えるのは過剰な遮断が起きているためで、D$_2$受容体密度が増加している場合にはアリピプラゾールによって過剰な刺激が起きるからD$_2$受容体密度が低下してくる。では溶媒投与だとどうかというと、D$_2$受容体を介した信号伝達に影響を及ぼさないので、生体にとって適切な信号強度が保たれているためにD$_2$受容体密度は変わらないということが考えられるわけです。また、パーキンソン病などのドパミン自体が少ない場合にもD$_2$密度は一部増えているというのも同じように考えることができると思います。一方で、メタンフェタミンやコカインのようにドパミンを大量に放出して過剰なドパミン信号伝達が生じると、その過剰な伝達を正常化させるために受容体数が減ってくるという現象が起きると考えられるわけです。しかし、過剰遮断と過剰伝達の間にはそのような代償的変化を起こさない、適切な信号強度があるだろうということです。

2-3. ドパミンD_2受容体密度と至適占拠率

　今度はD_2受容体密度と至適占拠率について考えてみたいと思います。占拠率というのは、先ほど申しましたように、薬物の濃度に依存します。すなわち、異なる受容体数、100個だろうが、1000個だろうが、同じ濃度であれば同じ占拠率になります。一方で、薬物の効果というのは、薬物と受容体が結合した複合体の数に依存します。ということは、もしドパミン濃度が一定でD_2受容体密度が高ければ、占拠率が同じでも複合体の数が多くできるので反応は強く出ます。例えばドパミンが1000という濃度で、密度が100個と200個であれば、200個のほうが効果が多く出るということになるわけです。これが用量反応性ということになるわけです。ですから薬物の効果というのは、薬物と受容体が結合した複合体の数に依存するということです。そして薬物濃度が上昇しても、D_2受容体数が増加しても、複合体の数は増加するので、効果は増大するでしょう。そして、複合体の数が多すぎると精神病状態となり、少なすぎると不快感や錐体外路症状が出現します。そして、その間に適切なドパミン神経伝達がある、と考えられます。したがって、D_2受容体を介したドパミン信号伝達が正常に機能するには、ドパミンとD_2受容体の複合体の数が適切な範囲に収まるようなドパミン濃度やD_2受容体密度でなければならないということになります。

　抗精神病薬によって改善する統合失調症患者ではドパミン合成能が亢進しているという報告がいくつかなされています[12]。もしドパミン濃度が常に過剰だとすれば、D_2受容体密度が健常者と同じならドパミンとD_2受容体の複合体の数は増えてしまい、過剰な信号伝達が発生します。ところで、抗精神病薬の多くは遮断薬、ブロッカーなのでD_2受容体と複合体を形成しても、それ自体では信号を生み出しません。むしろドパミンと結合できる受容体数が減少するのでD_2受容体を介したドパミン

2．統合失調症薬物療法におけるドパミン D_2 受容体密度と至適占拠率　29

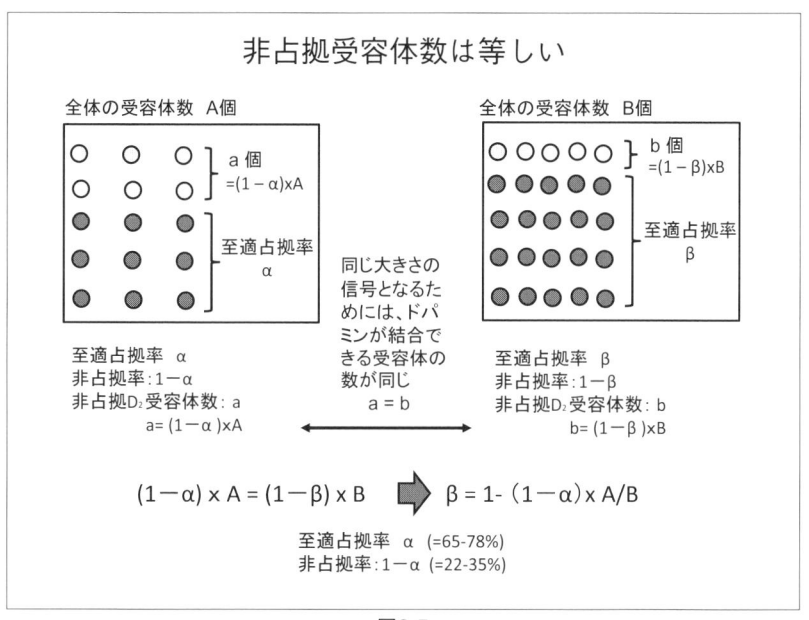

```
                    非占拠受容体数は等しい

   全体の受容体数　A個                    全体の受容体数　B個

   ○ ○ ○  ] a個                     ○ ○ ○ ○ ○ ] b個
   ○ ○ ○  ]=(1−α)×A                ● ● ● ● ●  =(1−β)×B
   ● ● ●  ]                         ● ● ● ● ●
   ● ● ●  ] 至適占拠率              ● ● ● ● ● ] 至適占拠率
   ● ● ●  ]    α                   ● ● ● ● ●     β
                          同じ大きさの     ● ● ● ● ●
                          信号となるた
                          めには、ドパ
                          ミンが結合で
   至適占拠率　α         きる受容体の    至適占拠率　β
   非占拠率：1−α        数が同じ        非占拠率：1−β
   非占拠D₂受容体数：a    a = b          非占拠D₂受容体数：b
   a＝(1−α)×A           ←――→         b＝(1−β)×B

         (1−α) × A ＝ (1−β) × B  ⇒  β ＝ 1− (1−α) × A/B

                     至適占拠率　α（＝65-78%）
                     非占拠率：1−α（＝22-35%）
```

図2-5

信号伝達は減弱します。統合失調症患者さんでドパミン濃度が過剰であれば、ドパミンと結合できる状態にある D_2 受容体数を減らして、ドパミン信号伝達を正常化する必要が生じ、そのために私たちは統合失調症患者さんに抗精神病薬を投与する、ということになります。すなわち、私たちは抗精神病薬が何パーセント D_2 受容体に結合したか、ということに注視するのではなくて、ドパミンと結合可能な D_2 受容体を適切な数に調整することに注視すべきなのです。

　ここで、標準的な人でA個の D_2 受容体を持っているとします（図2-5）。そして抗精神病薬が占拠率 α という割合で D_2 受容体を占拠しました。すると残りの D_2 受容体の個数aは、残りのパーセント×A個なので、$a = (1-\alpha) \times A$ となります。そしてこの個数aのときに適切な信号伝達が行われるとします。そうするとこの人にとって至適な占拠率は α となります。次に、受容体の数がもっと多いB個という人がいたとし

ます。この人にとってちょうどいい占拠率、至適占拠率がβだとします。すると残っている数bというのは、残りのパーセント×B個なので、b＝（1－β）×Bとなります。ここでどちらも適切なドパミン信号伝達であるので、aとbが等しいと考えることができます。そうするとBの場合の至適占拠率βはβ＝1－（1－a）×A/Bという非常に単純な式になります。

　さて、ここで標準的なA個というD_2受容体密度を有する人たちをKapurたちが報告している人たちと仮定すると、占拠率aは65〜78％であり、1－aは22〜35％となります。しかし、Aがわからないではないかと、ましてやBもわからないではないかということなのですが、これは極めて単純で、この式はAとBの比率に依存するということになるので、βというのが至適占拠率であるとすれば、その人のD_2受容体密度は標準的な人の何倍かというのがわかることになります。別の言い方をすれば、至適占拠率は個々のD_2受容体密度に依存するということになります。さて至適な血中濃度はというと、先に述べたように占拠率と血中濃度は一対一対応しますので、至適血中濃度も個々の有するD_2受容体密度に依存する、人によって異なるということになります。

　実際に上記の式に基づいて受容体密度と至適占拠率の関係を図示してみましょう（図2-6）。Kapurたちが報告した標準的な受容体を持っている人たちに比べて、過感受性が形成されてD_2受容体密度が2倍になってしまっている人たちがいたとすると、その人たちの至適占拠率は標準的な人たちよりも高くなります。ラットでは容易に2，3倍になることを先ほどお示ししましたが、2倍という人たちがいるのかというと、SeemanたちがPETで調べた人たちの中に2倍に増えていたという人がおり、その人は抗精神病薬を切ったところ激しい遅発性ジスキネジアが出たということです[13]。この遅発性ジスキネジアは神経学的に過感受性が形成されていることを示していることになるでしょう。そして、もし3倍などとなってしまったら、90％程度の占拠率でないと症状が改善し

2．統合失調症薬物療法におけるドパミン D_2 受容体密度と至適占拠率　31

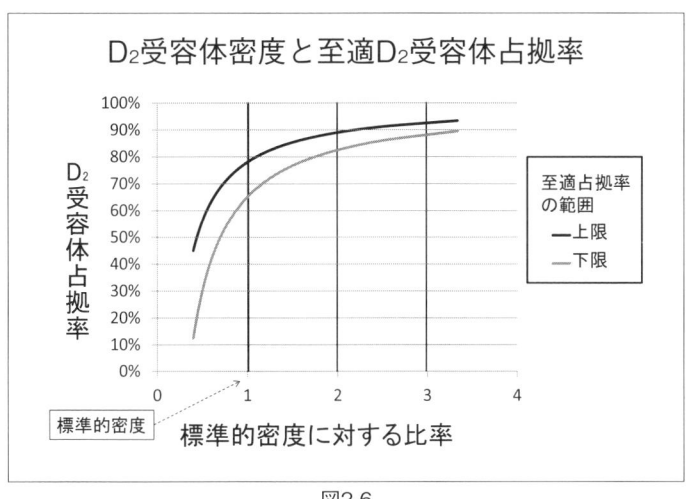

図2-6

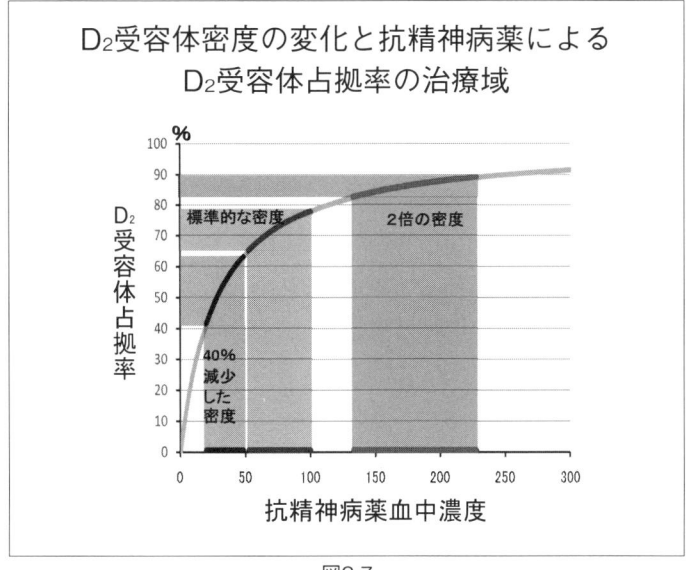

図2-7

ないということになります。一方で、10年で10％程度D_2受容体が減るといわれていますので、ご高齢になったときに発症する人たちというの

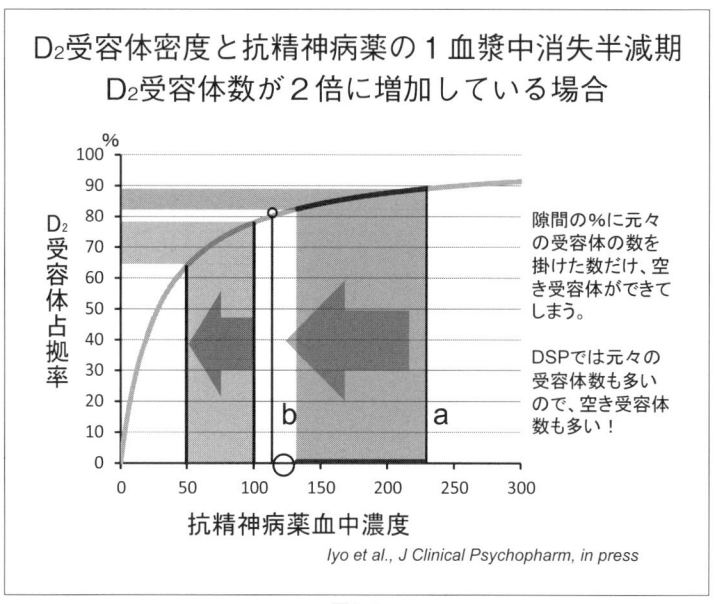

図2-8

D₂受容体密度と抗精神病薬の1血漿中消失半減期
D₂受容体数が2倍に増加している場合

(縦軸：D₂受容体占拠率、横軸：抗精神病薬血中濃度)

隙間の％に元々の受容体の数を掛けた数だけ、空き受容体ができてしまう。

DSPでは元々の受容体数も多いので、空き受容体数も多い！

Iyo et al., J Clinical Psychopharm, in press

図2-8

は、もしかしたらD₂受容体数が少ない。そのために至適占拠率は標準の人たちよりも低いということになります。このように至適占拠率と至適血中濃度はD₂受容体密度が増加すれば高くなり、低下すれば低くなります（図2-7）。また、血中濃度は投与量に依存しますのでD₂受容体密度が高い人では高い用量が必要となり、低い人では低い用量で十分であるということになります。先ほどのエキスパート・コンセンサス・ガイドラインで、初発と再発時ではリスペリドンが3～4mgが4～6mgとおよそ1.4倍に増えております。この用量では私のワークシート上では占拠率が79％となり、至適占拠率の範囲よりもやや高いということになります。

さて、このような考え方でDSPを説明できるのかということです。まず、わずかな減量や服薬の中断で短期間に容易に再燃するということです。これは、例えば標準的な人たちでは、あるAという薬が至適血

中濃度の最高濃度にあったとして1消失半減期経つと下限ぎりぎりになります（図2-8）。ところで、抗精神病薬は量の多寡にかかわらず血中濃度が半分になる時間というのは一定であり、血漿中消失半減期と呼ばれています。Aという薬の半減期が24時間であれば100から50になるのも24時間だし、200から100になるのも24時間ということになります。D_2受容体密度が2倍になってしまっている人たちでは至適血漿中濃度が高くなっています。既に高い至適血中濃度の上限ぎりぎりの状態から一半減期後を見てみると、有効血中濃度、至適血中濃度の範囲から外れて低下しています。D_2受容体における占拠率も至適占拠率から低下してしまう可能性が出てきます。このように高用量が至適用量となってしまっている人たちでは単位時間で減少する体内の抗精神病薬量が大きく、標準的な人に比べて非常に早期に有効濃度から低下してしまうことがわかります。これによって、わずかな減量や服薬の中断で短期間に容易に急性の精神病症状が出現することが説明できます。

　では、些細なストレスで容易に精神病症状が再燃することについて説明できるでしょうか。まずストレスがかかると脳内のドパミンが放出されることが報告されています。このときに出た濃度のドパミンは標準的な人で40%のD_2受容体に結合したとします。今度はD_2受容体が2倍に増えてしまっている人に同じ濃度のドパミンが放出されたとします。ここで重要なことは、先に述べたようにドパミン濃度が同じなら、同じ割合の受容体に結合するということです。すなわち、このD_2受容体が2倍に増えている人でも40%の受容体に結合するということになります。しかし、ドパミン信号の強度を決定するドパミンとD_2受容体の複合体の数は、D_2受容体密度が2倍に増加している人では標準的な人に比べて2倍多いということになり、過剰なドパミン信号が流れるということになります。このことからドパミン過感受性が形成されている人たちでは、些細なストレスでも再発してしまうということが説明できます。

2-4. ドパミン過感受性精神病の予防：
D$_2$受容体数を増やさない

　では、D$_2$受容体密度を増やさないためにどうすればよいでしょうか？今度は予防についてお話しいたします。

　まず、投与パターンです。抗精神病薬は間歇投与と持続投与、どちらがよいのかというのは昔から議論されてきたところです。例えば、アルコールの休肝日のように内服をしない日を作ったほうがよいなどです。もう古い仕事で1995年に発表したものですが、少し触れさせていただきます。船橋市の佐々木病院の佐々木一先生や橋本謙二教授たちと2種類の遅発性ジスキネジアのモデルラットを作成しました。1つは、1日に1回21日間ハロペリドールを1.5mg腹腔内注射するというもので[14]、もう1つはデカン酸ハロペリドールを4週間に1回半年間筋肉注射するというものです[15]。いずれも遅発性ジスキネジアが形成されました。またいずれも脳内D$_2$受容体密度は増加していました。ハロペリドールは消失半減期がラットでは2，3時間なので間歇投与と考えられ、デカン酸ハロペリドールの方は持続投与と考えられますので、間歇投与でも持続投与でもD$_2$受容体が増加し、症候学的には遅発性ジスキネジアという過感受性が形成されるということです。先ほどの田所重紀先生の実験では、ポンプなので持続投与ということになり、やはり過感受性は形成されD$_2$受容体密度も増加するというものです。これらから投与パターンは関係ないと考えられます。先ほど申しましたように、D$_2$受容体を過剰にブロックすることが代償的な変化としてD$_2$受容体密度を増加させるのです。消失半減期が短い薬剤を間歇投与しても、一時的に過剰遮断を起こせばD$_2$受容体数が増えてくるのだと考えられます。

　ここで、日本医大の大久保善朗先生が非常に興味深いシミュレーションを報告しています[16]。すなわち、リスペリドンの4mg錠を1日1回

投与するとD₂受容体占拠率にはっきりとした差のピークとトラフ（最低値）が生じ、ピーク時には80％を超えてしまっています。一方、パリペリドン徐放剤やリスペリドン持効性注射薬ではピークとトラフの差が非常に小さいというものです。すなわち、錠剤の内服では受容体占拠率のピークとトラフの差が大きく、ピーク時前後には過剰遮断が生じてしまう可能性が高く、このときにD₂受容体の数を増やしてしまうでしょう。したがって、ピーク時に過剰遮断とならず、トラフ時にも十分至適占拠率を保っているということが大事だと考えられます。すなわち、持効性注射薬、徐放性薬剤などです。また消失半減期は長いものであれば有利であると考えられますが、これは投与間隔と相対的なものと考えられます。1日に1回投与であれば長時間作用型が優位ですが、1日に数回投与となれば短時間作用型でもよいのかもしれません。

次に、第一世代抗精神病薬（FGA）と第二世代抗精神病薬（SGA）ではどちらがよいのでしょうか。CATIE研究ではどちらも有用性では変わらないのではないかというものでした[17]。しかし、遅発性ジスキネジアの年間の出現率は、明らかにSGAの方が少ないとされています。例えば、成人ではSGAで3％、FGAで7.7％です[18]。これはSGAは意図的に錐体外路症状が出にくいように、また陰性症状が改善されるように、セロトニン2A受容体の遮断作用を有するようにされているからです。FGAにもそのような薬はあるかもしれませんが、意図的に作られているという意味では、やはりSGAになるかと思います。したがって、過感受性形成についてもSGAの方が形成しづらいということになると思いますので、SGAを選択すべきと考えられます。

2-5. ドパミン過感受性精神病の治療

では、DSPが形成されてしまった患者さんたちの治療はどうすればいいでしょうか？　まず、DSPの治療法を開発することの重要性を振

り返ってみます。まず、DSPでは再発準備性が亢進しています。ストレスで容易に再発する、薬をちょっと減らす、またはやめただけで短期間で再発してしまいます。それから、長期入院している治療抵抗性統合失調症患者さんの約半数はDSPではないかと推測されています。このようなことから退院を促進するうえでも、退院したあと再発せずに地域生活を送るためにも、DSPの治療法を開発することが非常に大事なのではないかと考えています。

さて、治療戦略です。先ほどお示ししましたように結局消失半減期があるから、至適範囲から外れてしまうわけですね。だから半減期に影響されないような薬を投与するということになります。錠剤だとどうしてもピーク・トラフの差が大きいものが多く、下手をすると内服のたびに範囲から外れてしまいます。ピーク時に至適占拠率よりも上に行ってしまっているときには錐体外路症状が出るでしょうし、さらにDSPを発展させてしまう。一方で、トラフ時に至適占拠率の範囲よりも下に下がると再発してしまう可能性があります。ですから、ちょうど適切な範囲内に収まるようなもの、持効性注射薬とか、または非常に長い半減期の薬、徐放製剤がいいのではないかと考えられます。

次に、ストレスで大量のドパミンが出た場合には、過感受性ができている人たちではより多くのD$_2$受容体にドパミンが結合して再発してしまう可能性が高い。また、D$_2$受容体への親和性が弱い抗精神病薬では大量のドパミンにD$_2$受容体を奪われてしまう可能性があります。したがって、大量のドパミンに負けないような親和性を有する抗精神病薬が有用と思います。

DSPの治療についてまとめると、第一世代抗精神病薬に比べて第二世代抗精神病薬のほうが遅発性ジスキネジアを起こしづらいことから第二世代抗精神病薬がよい、用量としては患者さんごとに至適受容体占拠率が違うので、錐体外路症状や不快感を出現させないように有効用量を決定する、また脳内濃度が安定するような薬剤、剤型がよい、そして、

D₂受容体への親和性が高いことが望ましい、ということになります。

次の金原信久先生から、上記のような理論に基づいて行った重症の治療抵抗性統合失調症患者さんに対するリスペリドン持効性注射薬の効果について発表していただきます。結論だけ申し上げますと、リスペリドン持効性注射薬はDSPを有する統合失調症患者さんに極めて有効であり、我々の仮説を裏づけるものでした。我が国の精神科病床利用調査から見みると、入院している統合失調症患者さんの45％の方々が「状態の改善が見込まれず、近い将来、退院の可能性はない」とされています。多くの入院統合失調症患者さんが、退院促進から見放されてしまっているような感じなんです。そしてその退院できない理由というのが、重度の難治性の陽性症状とかセルフケア能力ということなのです。このような方々の多くがDSPを有している可能性があるのではないかと考えています。Liebermanらは再発を繰り返すうちに悪くなると言っていますが[19]、多くの方々は抗精神病薬の使い方によって悪化を防げるのではないかと思います。また、もしDSP形成のために悪化してしまっているのであれば、適切な治療によって改善させることができるのではないかと私たちは考えています。

2-6．その他のD₂受容体密度偏移に関わる病態

最後に、D₂受容体密度の少ない人たちについて話したいと思います。先ほども言いましたが、高齢者では少量の抗精神病薬でも錐体外路症状がすぐ出てしまいます。そして一度錐体外路症状が出現するとなかなか改善しません。一方でD₂受容体密度は加齢とともに減少します。そしてD₂受容体密度が減少している人では至適占拠率も低く、それに合う用量も低いということになり、また単位時間当たりに減少する抗精神病薬の量も少なく、抗精神病薬によって占拠されている受容体から抗精神病薬の離れる量も単位時間当たり少ないということになります

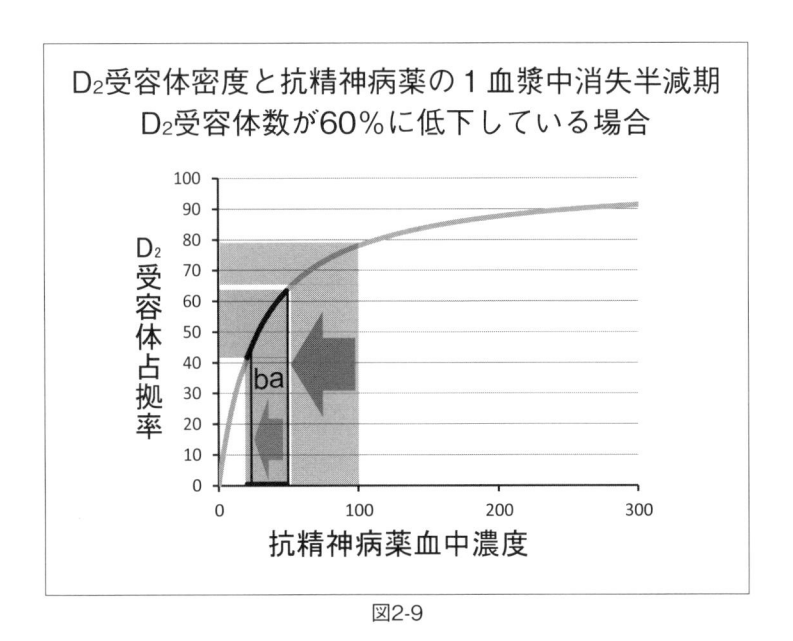

D₂受容体密度と抗精神病薬の1血漿中消失半減期
D₂受容体数が60％に低下している場合

図2-9

（図2-9）。このように高齢者における抗精神病薬の作用の特徴はまさにD₂受容体密度が少ないことによって説明されます。当然のことながら、高齢者では末梢での抗精神病薬代謝能も低下している可能性が高いので、さらに抗精神病薬は少量で有効であり、一度錐体外路症状が出現してしまうと消失しにくいということが加速されると思われます。このような場合には、半減期が短くて結合力の弱い抗精神病薬が良いと思われます。

ところで、抗精神病薬を投与すると初発時から、あっという間にジストニアが出てしまう若い人たちがいます。このような人たちをこのモデルに組み合わせて考えてみたいと思います。まず、このような方たちでもジストニアを無視して抗精神病薬の量を増やすと幻覚妄想は消えます。ところがもうジストニアで生活できないということになります。もしかすると幻覚妄想に関する側坐核では、通常の統合失調症の人ぐらいのD₂受容体密度かもしれないけれども、副作用に関する線条体などでは、高齢者のように少ないのではないかと考えてみると、幻覚妄想を改

善させる用量に達する前に、すでに錐体外路症状が出てしまっているということも考えられます。これらについてはやはりPETなどで今後検証していく必要があるわけですが、もしそうであれば、D_2ブロッカーでの治療は無理なので、早めにクロザピンでの治療を開始すべきということになると思います。

当然それ以外にもいろんなタイプがあるだろうと考えられます。こういった治療抵抗性の患者さん方を分類して、そのいろいろな視点、遺伝子を含めて見ていくのが大事なのではないかと考えています。

以上、早口になりましたが終わりにしたいと思います。ご清聴ありがとうございました。

◆**討論**（座長：中込和幸）

高齢者における抗精神病薬の選択

中込 DSPの基本原理から、その治療法まで非常に幅広いお話をいただきまして、非常にわかりやすく聞かせていただきました。

まず、私のほうから1つ質問です。第一世代と第二世代のジスキネジアの発現率が大きく違うわけですが、D_2受容体数が少なくなっている高齢者では差はないというスライドがあったと思います。その理由について先生のお考えをお聞かせ願えますか。

伊豫 それは少量で有効であり、しかも有効な用量範囲が非常に狭いために、用量のコントロールが難しいからだと思います。ほんのちょっと多く出しただけで過剰ブロックになってしまう可能性があり、その過剰ブロックが遅発性ジスキネジアを出してしまう可能性があり、そこがポイントになっていると考えます。

中込 そうすると親和性が低くて半減期があまり長くないものであれば、やはり少なくなると。

伊豫　はい。少なくなるのではないかと思います。受容体数が少ないために相対的に半減期は長くなっているので、半減期があまり長くなく、また離れやすい方が少なくなると思います。

ドパミンD_2受容体の過感受性

田所　千葉大精神科の田所と申します。今の先生のお話では、ドパミン過感受性の成立に関してはD_2受容体の数が専らの問題となっていましたが、受容体の数ではなくて、一つ一つの受容体の感度の変化というものが関わっている可能性はないでしょうか。その場合、至適用量による、いわゆる通常のD_2受容体のブロックにもかかわらず、その感度の増大によりドパミンの過感受性を起こしてしまうことになるのかもしれません。このような可能性について、先生はどのようにお考えでしょうか。

伊豫　受容体の感度が上がっているように見えるのは、例えばSeemanたちが言っているようにhigh affinity sitesとlow affinity sitesのうちで、high affinityのほうが増えてしまっているせいである可能性があります。そうでなければ、G蛋白などのダイマリゼーションのようなものが起きていて、1つのD_2受容体にドパミンが結合したとしても複数の受容体に結合したときと同様に信号強度が強くなってしまっているのかもしれないということも考えられます。これについてはKapurがレビューで一つ一つは関係ないのではないか、と書いています。ただ、受容体一つ一つは過感受性になっていなくても、より下方の神経伝達の部分で起きている可能性も否定はできないと思います。

田所　一つ一つの受容体の感受性はともかく、このような形でドパミン信号の強度が強まれば、通常のブロックにもかかわらず過感受性が起こってしまう可能性はあるわけですね。

伊豫　そうですね。ただ通常のブロックというのは何か、ということなのですが、標準的な投与量というのは、あくまでも標準的な患者さんに対してであり、目の前の患者さんが、D_2受容体が少ない人であれば

標準的な用量でも、過剰なブロックであり、過感受性が形成されてしまう可能性はあると思います。

抗精神病薬の血中動態と受容体占拠率

平川 松原病院（金沢市）の平川と申します。受容体占拠と抗精神病薬の血中濃度の時間的関係について、例えば、血中濃度のカーブと受容体占拠のカーブの形が一致するのか、時間的な関係をまずお聞きしたい。それから、時間にこだわって申し訳ないのですが、ドパミン受容体の総量を減らすことが、DSPの治療の鍵になりそうだということはわかります。一番、最低ラインのところをずっと保ちながら、何日間かあるいは何カ月間か治療していけば減らせるということなんでしょうが、大体、どれぐらいを目安に考えていけばいいのかという、その2点をお願いいたします。

伊豫 先生のご質問の意図の通り、血中濃度と受容体占拠の変化には時間的に違いがあると思います。例えば、PETなどで見るとわかりますが、抗精神病薬に放射能を標識したものを静注すると血中濃度は急峻に上がって、スッと落ちます。最初のフェイズです。その後、βフェイズでゆっくりと低下し、その後またよりゆっくりと低下するフェイズがあって、下がっていきます。脳ではピークは血中よりも遅れて現れ、少し蓄積されて、その後、徐々に落ちていくというのが一般的です。ですから、その時間のずれは、かなりあります。しかし、時間のずれはあっても、長期的にみると血中濃度と脳内濃度の比が定常状態になったら徐々に徐々に減っていくということになると思います。しかしながら離れやすさとか脳に残りやすさというのは、薬自体の脂溶性や受容体への親和性に依存するので一元的には言えないと思います。というように、おっしゃるとおり、ギャップはかなりあると思います。一方で、DSPのように、D_2受容体数がすごく増えてしまった人たちというのは、逆に抗精神病薬の血中濃度の変化が大きいので、通常よりも、血中濃度の

変化に脳内濃度が相当大きく影響を受けるのではないかと思います。実際、臨床でも1日の中で錐体外路症状が出てしまう時間と出ない時間がある患者さんを時々見かけると思います。

　もう1つは、どれぐらいの期間待てばD_2受容体が減少してきてDSP自体が改善するかということですが、実際に今、木村大先生、金原信久先生たちが行っている研究や、リスパダール持効性注射薬を多く使用しているひだクリニックの肥田裕久先生の話を聞くと、半年から1年ぐらいで薬の投与量を減らしても大丈夫らしい。ですから錐体外路症状などを出さないような適切な用量範囲で治療していれば、半年から1年ぐらいでD_2受容体は有意に減ってきているのではないかと思います。

ドパミン過感受性精神病へのクロザピンの効果

　平川　もう1つ、そのドパミンに負けない結合能を持った抗精神病薬、具体的にはリスペリドンなどを想定されているんだろうと思いますが、概念的には非常によく理解できるんです。ただ実際、臨床の現場でやるとしたら、かなり神経を使わなければならないだろうなということを予想させます。そういうことを考えると、忍容性の低い人にクロザピンを使うという戦略は非常にわかりますが、通常の方のDSPにもドパミン受容体を減らすためにクロザピンを使うという戦略があってもいいのではないかと私は思いますが、先生はどのようにお考えでしょうか。

　伊豫　いや、そのとおりだと思います。John Kaneたちが報告している治療抵抗性のクライテリアに入っているのは、極めて大量投与でも効かないということが前提になっていて、そうするとDSPがかなり入ってきていると思います。それからもう1つは、John Kaneも1980年代には、DSPの論文を書いているんですね。そして、そのあと、クロザピンが導入されてからは、一切、お話しされないんです。先日、Kane先生に会ったときに、「DSP、どうなっているのか」と聞いたら、"I forgot it"と言って、もう忘れ去られているんですね。その一方で、3剤目には、

クロザピンを使おう、早めに使おうという動きが非常に加速しています。これはあくまでも推測ですが、やはりDSPができてしまうので、その前にクロザピンに移ってしまったほうがいいんじゃないかという考え方だと思います。

しかしながら、クロザピンには使いにくさというのがあるので、予防という視点からすると、そう簡単には使えないだろうとか、クロザピンが使えない人たちに、別の方法がもうないのかということになるので、代替策として、こういう方法も重要なのではないかと考えています。

ドパミン過感受性精神病予防の臨床的指標

齋賀 成田赤十字病院の齋賀と申します。先生のお話を聞きますと、治療でDSPを作らないためには、いかに抗パーキンソン病薬を使わない量の範囲で治療していくかということに尽きるということになるでしょうか。

伊豫 本当は、先ほど内田先生からも報告がありましたが、おそらく精神病に関係しているのは側坐核とか、中脳辺縁系のドパミン神経なんですね。ですから、そこを過剰ブロックするのはよくないと思います。そうなると錐体外路症状というよりはディスフォリア、不快感とか、意欲低下というものが1つの指標なのだろうと思います。ところがそれらの評価は非常にしづらいので、もう1つの見方として錐体外路症状を出さないように治療するということなのかなと考えております。

齋賀 そうすると錐体外路症状が出ているということは、過剰に抗精神病薬を投与しすぎているということになるのでしょうか。

伊豫 その可能性が高いということですね。ですから、神経学的な意味での過感受性と、精神医学的な過感受性を作ってしまうという閾値、遮断しすぎ、というのが同じかどうかわからないんですね。しかしながら錐体外路症状や遅発性ジスキネジアが重要な予測因子とすればわかりやすく、その前提としては閾値がほぼ同じと考えて評価していくのがい

いのではないかと思っています。

中込 今のことに関連して、内田先生が出されたMizrahiさんのデータでは、ディスフォリアは腹側線条体の占拠率と関係していて、背側線条体は錐体外路症状のほうと関連しているとされていますが、この錐体外路症状とディスフォリアのどちらがDSPに関連するかということについては、先生のお考えでは、そんなに変わらないと考えてよろしいでしょうか。

伊豫 そうですね。DSPは腹側線条体に関係していると思います。実際には錐体外路症状がなく遅発性ジスキネジアもないのにドパミン過感受性精神病になっている方々もいらっしゃると思います。したがって、DSPについては本来はディスフォリアを評価していくべきだと思います。

ドパミン過感受性精神病への脆弱性について

服部 上毛病院(群馬)の服部と申します。大変プリミティブな質問で申し訳ないのですが、このDSPになる方と、未治療の方を含めてそうでない方を比べたときに、受容体の病態や数の差というのはわかっているのでしょうか。いわゆる統合失調症といわれている病気では受容体の感受性や数が違うというようなことがあるのでしょうか。薬を使わなかった時代もあったわけですが、今から考えると、受容体やそういったものはどうなっていたのかというような知見はあるのでしょうか。

伊豫 未治療の人の死後脳研究でD_2受容体密度が測定されていましたが、はっきりとした差はなかったと思います。また、PETでも未治療の方々について測定されておりますが、Johns Hopkins大学のWongが最初増加していると報告したのですが、その後、Karolinska大学のFardeが健常者と差がないと報告して、その後、差がないという考え方になっていると思います。

ただ、緊張型の人たちではドパミンが一時的に大量に放出されて具合

が悪くなっていると思われます。そして症状が重度のために大量の抗精神病薬が処方されます。しばらくしてドパミン放出が減ってもそのままの用量で維持していると過剰ブロックとなり、D_2受容体が結果的に増えてしまいます。この状態で薬をやめるとまたドパミンが大量に放出されて一気に悪くなるので、また大量に処方されて、どんどんとDSPが進行するという悪循環がありうると思っています。また、D_2受容体の数が遺伝子的に増えるタイプの人とあまり増えないタイプの人がいるので、そのようなことも関係しているのかもしれません。したがって、このようなドパミン合成能やD_2受容体数の増加のしやすさについて、今後調べていくことも大事だと思っています。例えば、DSPなどの病態を考慮して統合失調症を分類して遺伝子等も調べていくというようなことです。

（注）発言者
・齋賀孝久先生　日本赤十字社　成田赤十字病院第二精神神経科部長
・平川究緑先生　松原愛育会松原病院副院長
・服部徳昭先生　医療法人中沢会上毛病院院長

引用文献

1) Iyo M, Tadokoro S, Kanahara N, Hashimoto T, Niitsu T, Watanabe H, Hashimoto K : Optimal Extent of Dopamine D2 Receptor Occupancy by Antipsychotics for Treatment of Dopamine Supersensitivity Psychosis and Late-onset Psychosis. J Clin Psychopharmacol（in press）
2) Farde L, Wiesel FA, Halldin C, Sedvall G : Central D2-dopamine receptor occupancy in schizophrenic patients treated with antipsychotic drugs. Arch Gen Psychiatry. 1988 Jan ; 45（1）: 71-6.
3) Kapur S, Zipursky R, Jones C, Remington G, Houle S : Relationship between dopamine D（2）occupancy, clinical response, and side effects : a double-blind PET study of first-episode schizophrenia. Am J Psychiatry. 2000 Apr ; 157（4）: 514-20.

4） Smith M, Wolf AP, Brodie JD, Arnett CD, Barouche F, Shiue CY, Fowler JS, Russell JA, MacGregor RR, Wolkin A, et al. : Serial [18F] N-methylspiroperidol PET studies to measure changes in antipsychotic drug D-2 receptor occupancy in schizophrenic patients. Biol Psychiatry. 1988 Apr 1 ; 23（7）: 653-63.
5） Iyo M, Itoh T, Yamasaki T, Fukui S : D2 receptor occupancy and plasma concentration of antipsychotics. Biol Psychiatry. 1990 ; 28 : 1067-70.
6） Chouinard G, Jones BD : Neuroleptic-induced supersensitivity psychosis : clinical and pharmacologic characteristics. Am J Psychiatry. 1980 Jan ; 137（1）: 16-21.
7） Chouinard G, Margolese HC : Manual for the Extrapyramidal Symptom Rating Scale (ESRS). Schizophr Res. 2005 Jul 15 ; 76（2-3）: 247-65. Epub 2005 Apr 18.
8） Sim K, Su HC, Fujii S, Yang SY, Chong MY, Ungvari G, Si T, He YL, Chung EK, Chan YH, Shinfuku N, Kua EH, Tan CH, Sartorius N : High-dose antipsychotic use in schizophrenia : a comparison between the 2001 and 2004 Research on East Asia Psychotropic Prescription (REAP) studies. Br J Clin Pharmacol. 2009 Jan ; 67（1）: 110-7.
9） Tadokoro S, Okamura N, Sekine Y, Kanahara N, Hashimoto K, Iyo M : Chronic treatment with aripiprazole prevents development of dopamine supersensitivity and potentially supersensitivity psychosis. Schizophr Bull. 2012 Sep ; 38（5）: 1012-20. doi : 10.1093/schbul/sbr006. Epub 2011 Mar 14.
10) Cho D, Zheng M, Min C, Ma L, Kurose H, Park JH, Kim KM : Agonist-induced endocytosis and receptor phosphorylation mediate resensitization of dopamine D（2）receptors. Mol Endocrinol. 2010 Mar ; 24（3）: 574-86.
11) Torvinen M, Torri C, Tombesi A, Marcellino D, Watson S, Lluis C, Franco R, Fuxe K, Agnati LF : Trafficking of adenosine A2A and dopamine D2 receptors. J Mol Neurosci. 2005 ; 25（2）: 191-200.
12) Demjaha A, Murray RM, McGuire PK, Kapur S, Howes OD : Dopamine Synthesis Capacity in Patients With Treatment-Resistant Schizophrenia. Am J Psychiatry. 2012 Oct 3.
13) Silvestri S, Seeman MV, Negrete JC, Houle S, Shammi CM, Remington GJ, Kapur S, Zipursky RB, Wilson AA, Christensen BK, Seeman P : Increased dopamine D2 receptor binding after long-term treatment with antipsychotics in humans : a clinical PET study. Psychopharmacology (Berl) . 2000 Oct ; 152（2）: 174-80.

14) Sasaki H, Hashimoto K, Maeda Y, Inada T, Kitao Y, Fukui S, Iyo M : Rolipram, a selective c-AMP phosphodiesterase inhibitor suppresses oro-facial dyskinetic movements in rats. Life Sci. 1995 ; 56 (25) : PL443-7.
15) Sasaki H, Hashimoto K, Inada T, Fukui S, Iyo M : Suppression of oro-facial movements by rolipram, a cAMP phosphodiesterase inhibitor, in rats chronically treated with haloperidol. Eur J Pharmacol. 1995 Aug 25 ; 282 (1-3) : 71-6.
16) 大久保善朗:【パリペリドン徐放錠の基礎と臨床】PET所見を中心にしたパリペリドン徐放錠の薬理学的考察. 精神科2011 ; 19 (2) : 152-9.
17) Meltzer HY, Bobo WV : Interpreting the efficacy findings in the CATIE study : what clinicians should know. CNS Spectr. 2006 Jul ; 11 (7 Suppl 7) : 14-24.
18) Correll CU, Schenk EM : Tardive dyskinesia and new antipsychotics. Curr Opin Psychiatry. 2008 Mar ; 21 (2) : 151-6.
19) Lieberman JA, Perkins D, Belger A, Chakos M, Jarskog F, Boteva K, Gilmore J : The early stages of schizophrenia : speculations on pathogenesis, pathophysiology, and therapeutic approaches. Biol Psychiatry. 2001 Dec 1 ; 50 (11) : 884-97.

3 ドパミン過感受性精神病の治療

金原信久
千葉大学社会精神保健教育研究センター
治療・社会復帰支援研究部門

　千葉大学の金原と申します。私の方からは、先の伊豫先生のご講演のドパミン過感受性精神病の理論的な話をもとに、実際の患者さんに対しての治療の結果をお伝えしたいと思います。この研究は、最近2年間にわたり、いったん形成されたドパミン過感受性状態が改善するかどうかということを検証してきました。主に千葉県内の9施設の先生方に協力をお願いしまして多施設共同研究で進めてきています。現在ほぼ全例、12カ月間の追跡を終わったところで、その報告をさせていただきたいと思います。

3-1. 研究の背景：ドパミン過感受性精神病

　今回研究に参加していただいた患者さんと同じ程度の病状の方は、実臨床の中でもかなりいらっしゃいます。そしてそのような方は、実際に「治療抵抗性」の基準に該当するような患者さんです。今のところ治療薬としてはクロザピンが最も考慮されるような重篤度の方々です。しかしながら一方では、そのクロザピンによる治療においても、その中の一部の患者さんにしか効果を認めないということが、先行研究ではいわれています。また「治療抵抗性」ということも、日常的にしばしばいわれますが、よく考えてみないといけない概念と思われます。すなわち「治

療抵抗性」は、投与された抗精神病薬の用量とそれに対する単に陽性症状の改善のみで決められた概念であるということです。

　長期の薬物療法において、遅発性ジスキネジアは非常に大きな問題となりえますが、当初からChouinard先生を始め、さまざまな研究者が、遅発性ジスキネジアとこのドパミン過感受性精神病を1つのセットの形で記述されております[1]。80年代から遅発性ジスキネジアの頻度が、一般の統合失調症の患者さんの中で何パーセントぐらい出現するのかということはいくつかの報告でいわれておりました[2,3]。またこれら2つの現象は、一般的には多剤併用・高用量の抗精神病薬治療によって生じやすいであろうということがいわれています。すなわち抗精神病薬による治療によってドパミンD_2受容体がup-regulateし、過感受性状態を惹起しうることが当時から指摘されております。臨床的には抗精神病薬の減薬や怠薬直後にすぐに再燃する状態として認識されており、リバウンド精神病（rebound psychosis）とか離脱精神病（withdrawal psychosis）などの名称で呼ばれており[4]、ドパミン過感受性精神病の代表格である遅発性ジスキネジアと並んで、ドパミン過感受性精神病の臨床像として症例報告等で報告をされていました。

　まず大きな問題として、実際の統合失調症の患者さんの中においてドパミン過感受性精神病がどれぐらいの頻度で存在しているのか、という疑問があります。先に挙げたようないくつかの先行論文には、大体2〜4割くらいと推定されているものが多いようです。しかしながらこれらの報告では、遅発性ジスキネジアのみを対象に調査を行っており、その他のリバウンド精神病なども含めて、すべてのドパミン過感受性精神病が、どれぐらいの頻度で患者さんが経験しているかに関しては、いまだしっかりと調べられておりません。あくまでも仮説ですが、私たちの施設での日常臨床の感覚では、「治療抵抗性」患者さんの中に、半分くらいはいるのではないかとの考えを持っています。ドパミン過感受性精神病の臨床像として、抗精神病薬の減薬や中断・怠薬ですぐに悪化するリバウ

ンド精神病の状態を呈したり、あるいはある程度の期間にわたって薬物療法を継続していると、口唇ジスキネジアが出現してくる患者さん、またその両方出る患者さんもある程度いるものと思われますが、このようなグループの患者さんたちの存在は、実地臨床の感覚でもある程度合うものだと思います。

3-2. 研究の背景：治療抵抗性症例の他のタイプ

　一方で、本研究でリスペリドン持効性注射剤が効かなかった患者さんも半分ぐらいおりました。これは追跡期間とか用量の問題もあるかもしれませんが、今回の薬剤調整に実際に何ら変化しなかった患者さんが何割かいらっしゃいました。それがどのような臨床像の患者さんなのかということも非常に重要な問題と考えられます。その中でもDeficit症候群[5]のような陰性症状がかなり強いタイプ、じわじわと発病してじわじわと進んでいくようなタイプ、あるいはThought Disorder（Kraepelin, 1919；Bleuler, 1950）のような思路障害がかなり強いようなタイプなどがあるのではないかとも考えております。これは今後検討しなければならない項目ですが、疾患における比較的均一性の高いサブタイプであることが、古くより報告され、また薬剤への反応が乏しい可能性がいくつか報告されてもおります。私たちはこれらのタイプも１つの統合失調症の難治な病型になっているのではないかと考えています。しかし実際には、いずれのタイプも診断が容易にはできないことも注意が必要と思います。例えばThought Disorderでは、解体症状や思路障害が定義上中心となる症状ディメンジョンのはずですが、報告によっては単純な幻覚や妄想症状も評価対象に組み入れているものもあり、どのタイプがThought Disorderに該当するかというコンセンサスが研究や臨床でどの程度得られているのか、ということに注意を払う必要があると思います。しかしいずれにしてもこれらのタイプが、一般的な統合失調症の薬

物療法でなかなか効果が得られないとしばしばいわれており、さらに実際に「治療抵抗性」患者さんの中でも比較的頑固な症状としていわれております。これらのタイプに該当する患者さんが本研究で、リスペリドン持効性注射剤が効いたかどうかということも非常に関心のあるところです。

3-3．研究の背景：リスペリドン持効性注射剤

　次にドパミン過感受性精神病の定義に関しては、Chouinard先生が提案された基準[6]を千葉大の木村大先生が少しアレンジしたバージョンを本研究では用いています。リスペリドン持効性注射剤を用いた理論的背景は、伊豫先生の講演で詳しいお話がありましたので割愛させていただきます。これまでのリスペリドン持効性注射剤を用いた報告では、症状の改善や錐体外路症状の軽減があるとの結果が出ています。伊豫先生のお話にありました薬剤の血中濃度の推移に関しても、さまざまな報告でピークとトラフの幅が少ないというようなことがいわれています[7]。実際に、リスペリドン内服の4mgとリスペリドン持効性注射剤50mgでは、ピークとトラフが大きく異なり、注射剤では内服薬よりも小さいことが示されています[8]。

3-4．研究の方法：治療方法

　今回の研究では、非定型抗精神病薬で長半減期薬の代表格であるリスペリドン持効性注射剤を用いることで、ドパミン過感受性状態の進展防止、また過感受性が形成されている患者さんを対象に、リスペリドン持効性注射剤が、精神病症状の安定化につなげられるかどうかを検証するために試験を進めてきております。2010年10月から昨年6月末まで患者さんに試験へ参加をしていただき、少なくとも12カ月治療を続けてきて

います。実際の治療の進め方は、実臨床の中での使い方と同様で、用量の調整や内服薬の整理に関しては、担当の先生の裁量に任せており、特に処方上の制限は設定していません。しかし初回注射から最初の3週間は、経口抗精神病薬を併用していただき、その後は患者さんの状態を評価しながら、臨床効果を最大限、錐体外路症状などの副作用を最小限にすることを目標にしていただくという形で治療を行いました。

研究協力施設は千葉県を中心に9施設です。また「治療抵抗性」の基準に関してですが、いくつかの中から本試験では、比較的一般的な、異なる2種類の抗精神病薬をそれぞれクロルプロマジン換算量で600mg/日以上、4週間以上用いても、年間の平均GAFが61点を越えない、という条件を設定致しました。あるいは遅発性ジスキネジアがはっきりと確認できる症例が対象になっています。

3-5．研究の方法：ドパミン過感受性精神病の評価

ドパミン過感受性精神病の基準（表3-1）は、1つめは遅発性ジスキネジアがあること、また2つめには過去5年間で、薬物治療の中止・減薬・怠薬の際に内服薬では6週間以内、またデポ剤では3カ月以内に精神病症状の再燃・悪化を認めたことがある、という条件です。また3つめに、抗精神病薬への「耐性」の要素として、中止・減薬・怠薬とは関係なく、持続的な治療にもかかわらず、突然ないしは急激に精神病症状が悪化してくるというエピソードが認められることです。その際に抗精神病薬を20%以上増量させても、悪化してきた精神病症状をコントロールできなかったという条件となっています。本研究に参加された患者さんでこの条件に該当される方は、実際には20%の増量どころか倍とかにしても全然コントロールできなかったという経過の患者さんでした。

次に主要評価項目として、プライマリエンドポイントとして簡易精神症状評価尺度（BPRS）[9]を用いております。その他、臨床全般印象度-

表3-1

ドパミン過感受性精神病の基準

a) 遅発性ジスキネジアの存在
　過去または現在に遅発性ジスキネジアを認める。

b) 精神症状の急激な再燃、増悪
　過去5年間に、精神症状の再燃、悪化を、経口抗精神病薬を減量や中断から6週間以内に、持効性注射剤では3ヵ月以内に認めたことがある。

c) 抗精神病薬に対する耐性
　過去5年間に、精神病症状が再燃、増悪した際に、病状コントロールのため抗精神病薬を20%以上増加しても病状をコントロール全くできなかったことがある。または、再燃、増悪した際に、新たな統合失調症による症状、もしくは著しく重たい症状になったことがある。

Chouinard, 1991の診断基準より抜粋

重症度（CGI-S）、機能の全体的評価尺度（GAF）、錐体外路症状評価尺度（ESRS）、「医師による薬剤アドヒアランスの評価」などをベースラインから3カ月毎に実施していきました（図3-1）。候補患者さんとしてスクリーニングの対象になった患者さんが115症例でした。解析の対象となった患者さんが95症例です。対象患者さんにおけるドパミン過感受性精神病の評価は、担当医にはブラインドで別の評価者が評価する試験デザインとしました。その結果、ドパミン過感受性精神病が有ると判定された患者さんが62症例、それが無いと評価された患者さんが33症例おられました。ドロップアウトした症例は20症例でした。病状の改善が得られず担当医の判断でドロップアウトした症例は合計15症例で、そのうち、ドパミン過感受性精神病の有る群では8症例、無い群では7症例でした。実際に「著しい悪化」のために中断になった症例は非常に少数であったと思います。

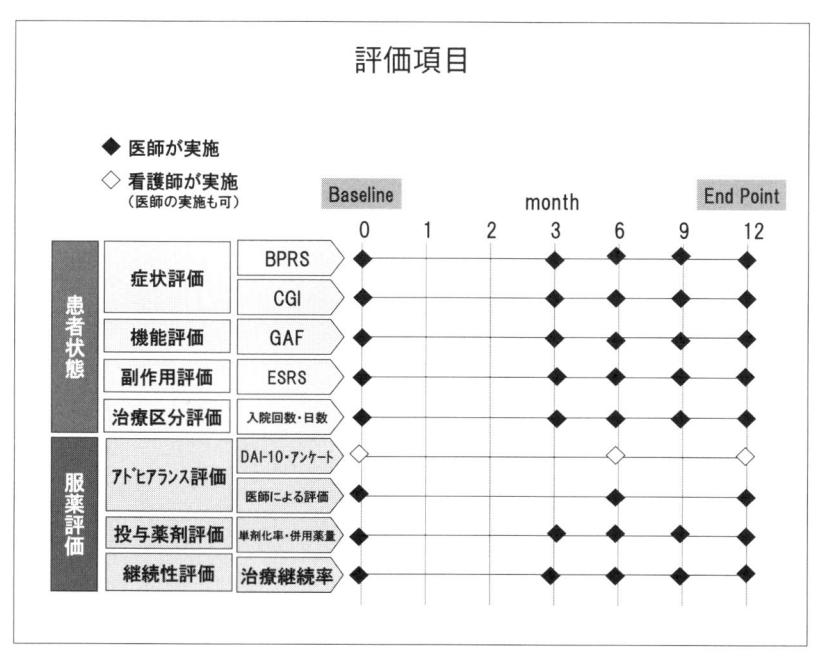

図3-1

3-6. 研究の方法：被験者ベースライン

　続いて参加された患者さんの具体的な臨床背景をお示しします（表3-2）。大半の症例は、長期間入院の環境下にあり、個室ないし保護室にずっと入って、なかなか大部屋に出ることができなかったような症例に、今回思いきってリスペリドン持効性注射剤を導入していただいたという症例が多かったです。一方、薬物治療へのアドヒアランスが元々芳しくなく、改善が得られないという患者さんはほとんどおりませんでした。一生懸命、治療を受けている、なかなか治療が進まないという難治性の患者さんが大多数です。

　その他、さまざまな臨床評価尺度や治療背景に関して、ドパミン過感

表3-2

ベースライン患者プロフィール

	Overall (N=95)	DSP (N=62)	Non-DSP (N=33)	P値
年齢（年）	45.3 (13.6)	43.5 (14.5)	48.7 (11.1)	N.S.
性別（男性/女性）	47 / 48	30 / 32	17 / 16	N.S.
罹病期間	20.5 (12.3)	20.4 (12.5)	21.5 (11.9)	N.S.
入院/外来	46 / 49	32 / 30	14 / 19	N.S.
診断:統合失調症	88	59	29	
妄想型	56	40	17	
緊張型	5	5	0	
解体型	16	10	6	
鑑別不能型	5	2	3	
残遺型	5	2	3	
統合失調感情障害	7	3	4	
経口抗精神病薬 CP換算 (mg)	1029.4 (656.9)	1066.9 (748.1)	960.1 (444.1)	N.S.
BPRS: 総点	61.2 (17.8)	62.6 (18.7)	58.5 (15.7)	N.S.
陽性症状	16.8 (5.6)	16.9 (5.7)	16.7 (5.6)	N.S.
陰性症状	12.2 (3.7)	13.0 (3.8)	10.8 (3.1)	<0.01
CGI-S	5.4 (1.0)	5.5 (1.1)	5.3 (1.0)	N.S.
GAF	31.9 (12.9)	31.4 (13.7)	32.7 (11.4)	N.S.
ESRS	29.4 (30.2)	35.5 (33.7)	17.8 (17.5)	<0.01

N.S.: not significance, t検定あるいはχ二乗検定によるドパミン過感受性精神病の有る群（DSP）と無い群（Non-DSP）の比較

受性精神病が有る群と無い群で、大きな相違や差が認められませんでした。遅発性ジスキネジアの存在はドパミン過感受性精神病が有る群に判定される根拠となりますが、実際ジスキネジアが確認された症例は15症例ありました。抗精神病薬の薬剤の量もクロルプロマジン換算量で、ドパミン過感受性の有る群で平均1067mg、無い群で960mg、BPRSはそれぞれ62.6点と58.5点、CGI-Sはそれぞれ平均5.5点と5.3点、GAFはそれぞれ31.4点と32.7点、ESRSはそれぞれ35.5点と17.8点でした。

3-7. 研究の結果

現在、多くの症例で12カ月の追跡期間を過ぎていて、結果を統計解析中です。今回は最終的な結果ではありませんが、ANOVAによる解析結果を提示させていただきます。

表3-3

ベースライン-12ヵ月の症状変化

		ベースライン	12ヶ月
BPRS: 総合得点	DSP群	62.6 (18.7)	42.0 (18.0)*
	Non-DSP群	58.5 (15.7)	44.3 (16.5)*
BPRS: 陽性症状	DSP群	16.9 (5.7)	11.3 (5.5)*
	Non-DSP群	16.7 (5.6)	12.1 (5.2)*
BPRS: 陰性症状	DSP群	13.0 (3.8)	8.9 (3.9)*
	Non-DSP群	10.8 (3.1)	8.6 (2.7)*
GAF	DSP群	31.4 (13.7)	49.2 (16.9)*
	Non-DSP群	32.7 (11.4)	42.5 (14.9)*
CGI-S	DSP群	5.5 (1.1)	3.8 (1.4)*
	Non-DSP群	5.3 (1.0)	4.3 (1.3)*
ESRS	DSP群	35.5 (33.7)	19.2 (23.6)*
	Non-DSP群	17.8 (17.5)	18.1 (16.7)
抗精神病薬用量: CP換算量(mg)	DSP群	1066.9 (748.1)	1035.0 (823.0)
	Non-DSP群	960.1 (444.1)	871.0 (467.0)
RLAI用量 (mg)	DSP群	0	44.5 (8.9)
	Non-DSP群	0	44.0 (9.4)

All values show the mean and the standard deviation of the mean (parenthesis) in individual item.
* $p<0.05$ versus baseline (Tukey's test)　　　　　欠損値処理：LOCF法による

　リスペリドン持効性注射剤を12カ月用いた結果、ドパミン過感受性精神病が有る群、無い群、どちらの群においても、ベースラインの臨床症状評価尺度と比べると、そのほとんどが有意に改善を示しています（表3-3）。これをドパミン過感受性精神病の有る群の患者と、それが無い群の患者で比較して見てみますと、BPRSでの素点において有る群の方が大きく低下しており、実際に変化率でみた場合に約16％の改善率の差を認めました。GAFにおいてもドパミン過感受性精神病の有る群の方の改善が良いという結果でした。錐体外路症状の改善についても、ドパミン過感受性精神病の有る群で著明な改善が認められました。さらに効果に関して、それぞれの群で、BPRSで20％以上の改善を示した患者を反応群と定義してみると、ドパミン過感受性精神病が有る群では、61.3％の患者が反応群と評価されていました。

　一方、非反応群がどのような病状の患者であるか、という検討も重要

と考え、データを整理しています。それによると反応群と非反応群に分けて見た場合に、患者背景やベースラインの臨床症状にほとんど違いがないようです。ただ唯一ドパミン過感受性精神病の評価の項目において、反応群においてドパミン過感受性精神病の有る患者の方が、有意に多いということはいえそうです。本試験の実施前に、Thought Disorderのような解体症状が強い患者さん、あるいはDeficit症候群の患者の方が、リスペリドン持効性注射剤への反応が乏しいのではないかと、当初は思っていました。この観点に関して、今回はBPRSを用いた簡便な症状評価で、さらにワンポイントの評価だけで検討してみましたが、それについても反応群と非反応群で、それらサブタイプの差がないという結果でした。

3-8. まとめと考察

　今回の試験を通じまして、治療抵抗性統合失調症の基準を満たす症例の中に、ドパミン過感受性精神病の既往を有するものが、半数以上占める可能性があることがわかりました。リスペリドン持効性注射剤を導入し、12カ月間追跡することで、各症状ともベースラインよりも有意な改善が認められました。とりわけドパミン過感受性精神病を有する群において、同精神病が無い群よりも、症状の大きな改善が認められ、特に陽性症状の尺度で大きな違いを示しました。

　当初12カ月間の追跡期間の予定で試験を開始しました。現在18カ月くらいまで治療期間が過ぎてきている症例もありまして、今回この結果を踏まえまして、もう少し長期間観察をしていくことによって、リスペリドン持効性注射剤による改善が、より明確になるのではないかということで、現在さらなる長期試験に少しずつ移行している状況です。

　また今回12カ月間の追跡の時点で、ドパミン過感受性精神病の既往の有る群の方が、同精神病が無い群よりも大きな改善が得られたというこ

とは、当初の仮説であるドパミン過感受性が有る患者は、「治療抵抗性」の基準に合致する患者とかなり高率にオーバーラップしているだろうということと、またリスペリドン持効性注射剤を始めとする長半減期型の抗精神病薬が非常に有効であるという可能性を、強く支持しているものと考えております。今後は非反応群に関しての検討、あるいは内服薬の減薬が達成された症例とされなかった症例がかなり分かれているので、これについて検討が必要だろうと考えております。そのため本試験の追跡期間の延長と、また症候学的な検討により丁寧に取り組んでいきたいと考えています。さらに今後ドパミン過感受性精神病のなりやすさ、またその解除が今後問題になると考えられますので、遺伝子的な検討も少しずつ開始しております。

　最後に、研究を進めていくにあたって、共同研究施設の先生方には、リスペリドン持効性注射剤による治療が、各施設でなかなか大変だったということを伺いました。その中で進めていただいて、実際効果があって非常に良かったとの印象もあって、目標症例数もほぼ期間内に到達しました。多くの先生方にご協力いただき進めてきました。ありがとうございました。

引用文献

1) Fallon P, Dursun SM : A naturalistic controlled study of relapsing schizophrenic patients with tardive dyskinesia and supersensitivity psychosis. J Psychopharmacol. 2011 Jun ; 25 (6) : 755-62.
2) Schooler NR, Kane JM : Research diagnoses for tardive dyskinesia. Arch Gen Psychiatry. 1982 Apr ; 39 (4) : 486-7.
3) Chouinard G, Annable L, Ross-Chouinard A, Mercier P : A 5-year prospective longitudinal study of tardive dyskinesia: factors predicting appearance of new cases. J Clin Psychopharmacol. 1988 Aug ; 8 (4 Suppl) : 21S-26S.
4) Moncrieff J : Does antipsychotic withdrawal provoke psychosis? Review of the literature on rapid onset psychosis (supersensitivity psychosis)

and withdrawal-related relapse. Acta Psychiatr Scand. 2006 Jul ; 114 (1) : 3-13.
5) Carpenter WT Jr, Heinrichs DW, Wagman AM : Deficit and nondeficit forms of schizophrenia : the concept. Am J Psychiatry. 1988 May ; 145 (5) : 578-83.
6) Chouinard G : Severe cases of neuroleptic-induced supersensitivity psychosis. Diagnostic criteria for the disorder and its treatment. Schizophr Res. 1991 Jul-Aug ; 5 (1) : 21-33.
7) Eerdekens M, Van Hove I, Remmerie B, Mannaert E : Pharmacokinetics and tolerability of long-acting risperidone in schizophrenia. Schizophr Res. 2004 Sep 1 ; 70 (1) : 91-100.
8) Mannaert E. Vermeulen A. Remmerie B, Bouhours P, Levron JC : Pharmacokinetic profile of long-acting injectable risperidone at steady-state : comparison with oral administration. Encephale. 2005 Sep-Oct ; 31 (5 Pt 1) : 609-15
9) Overall JE, Gorham DR : The brief psychiatric rating scale. Psychol. Rep. 10 : 799-812, 1962.

4 総合討論

中込 まず、3名の演者の先生方にフロアのほうから何か質問、あるいはコメントなどがありましたら、よろしくお願いします。

4-1. 抗精神病薬の間歇投与と再発予防

太田 恩田第2病院の太田と申します。内田先生、間歇療法について、私の経験でも1週間に1回しかハロペリドール投与できない方がいらっしゃったんですが、それでももつんですね。そして、やめると明らかに再発・再燃してしまうということを経験しておりまして、1週間に1回でもいいのかなぁなどと思っていたんですが、統合失調症は薬をやめて、すぐ悪くなる人もいれば、1週間、2週間、半年、1年、2年経ってから悪くなられる方もいらっしゃるんですね。こんなに人によって再発・再燃の期間が違うのは、なぜかというのが1点と、間歇療法ではどれぐらいまでの間隔を空けられるのか。先生はリスペリドン持効性注射剤2週間を4週間にと発表なさっていましたけれども、どれぐらいまで空けられるのか、そのあたりについて教えていただければと思います。もう1点は、超急性期です。皆さん、ハロペリドールを静注されることが多いかと思うんですが、おそらく10mgぐらいの静注をしたら、数分か数十分のうちには、D_2受容体のかなりの部分を占拠してしまうと思うんです。しかし、鎮静効果は出てきても、幻覚妄想、幻聴などがすぐにとれることはありません。大体、2〜3日から1〜2週間かけて徐々に幻覚妄想は改善してきます。そのあたりのメカニズムについて教えていただければ幸いです。

内田　3つご質問いただきましたが、正直に申し上げて最初の2つに関しては、はっきりとしたお答えはできないというのが正直なところです。まず第1点、薬をやめてからどのぐらいの時期で再発するのかということですが、かなり個人差があり、それに対して、それぞれがどういったバックグラウンドがあるのか、それに関しては正直わからないというのが答えです。統合失調症といっても、統合失調症は症候群でもありますので、その中でもいろんなサブタイプに分かれるであろうと考えております。また統合失調症と診断されていながら、その後、薬を飲まなくても大丈夫な方もいらっしゃいます。果たしてそういった方々を統合失調症と診断していいのかということにもなってくるとは思います。ですので、どのぐらいの再発の時期、それがどういうことによって規定されるのかということに関しては、私は、直接的なデータを存じ上げませんので、今、クリアなお答えができないというのが正直なところです。

　2点めの、どのぐらいの間隔を空けられるのか。これに関しても個人差がかなりあると思います。実際、臨床において時々、週に1回、週末だけ飲むという患者さんがいたり、月に1回という患者さんもいらっしゃったりします。忘れないように生理の時期になると飲むようにしているというような患者さんもいらっしゃいます。概していえるのは、そういった方々というのは、かなり社会機能が高かったり、症状が比較的軽症だったりすると思うのですが、それ以上のところにおいて、どのぐらいの間隔、どういったタイプの人にはどれぐらい空けられるのかということに関して、はっきり示されたデータというのは現時点ではないと認識しています。

4-2．抗精神病薬の効果発現までの期間

　内田　3点め、症状の改善がどのぐらいのスピードで起こるのか。それに関しては、元々、先生もご存知のとおり、Late-onset仮説、つまり

統合失調症において抗精神病薬の効果は3～4週間ぐらいで現れるといわれていたのが、最近の治験では、1～2週間で最も効果が出ています。これは、Agidらによって示されていますが、それで最初の1～2日というのは、実はそこに出てくるのは鎮静効果なのかどうかということに関して彼らはもっと詳細なデータの解析をしています。それはパブリッシュされていないと思うのですが、彼らによると、幻覚妄想に関して一番症状が減っているのは、実際は1日目から2日目なのです。よって、「鎮静効果でマスクされていて、幻覚妄想の効果に関してはもう少し遅れて出てくるんじゃないか？」と思いがちですが、実際は、そういったデータに基づいて見てみると、1～2日で十分、そういった効果というのは得られているようです。したがって、そういったD_2の遮断ということと、抗幻覚・抗妄想効果というのは、時間的にもある程度リンクしているものなのだろうなとは考えております。

4-3. 抗精神病薬の血中濃度測定について

　築地　千葉大学病院薬剤部の築地と申します。内田先生と伊豫先生に抗精神病薬の血中濃度のことについて教えていただきたいと思います。先生方もよくご存知のように、同じ量の薬物を投与しても患者さんによって血中濃度はまったく異なっていて、動態もおそらくまったく違うのですけれども、伊豫先生が提案された素晴らしい式を見ると受容体占拠率だけで説明ができるということになります。例えば現在、保険診療適応になっていて血中濃度を測定しているリチウムなりバルプロ酸などの抗てんかん薬については、その至適血中濃度が決まっているから初めて測定する意義があるということになります。多分、先生が出された式を使えばその患者さんにとっての至適濃度が決まるので、その濃度をめざそうということになるのだと思いますが、その式の中には個々によって違うと先生も先ほどおっしゃっていたような受容体占拠率やほかにも

不確定要素がいろいろあって、そういった不確定要素がいろいろ含まれている中で、計算式で至適血中濃度がきちんと決まるのかどうかというところを教えていただきたいと思います。

　また、内田先生がCATIEスタディのデータを再解析されたとき、ピーク値を独自の計算式で予測されたとおっしゃいましたが、ピーク値をどのように予測したのかということをお教えください。というのもピーク値を出す意味が私にはちょっとわからなくて、一部の抗菌薬だとPK解析上ピーク値が必要だから測定するのですが、それ以外では基本的にはトラフ値を用いて計算していきます。そもそもCATIEのデータが本当にトラフなのかということが、ちゃんと文献を見ていないのでわからないのですが。よく医学文献を見ていると、血中濃度とは書いてあってもそれがいつの時点のものなのかが明記されていないことが多いのです。薬物動態関連の文献では必ずトラフやピークといったいつ採血したものかということをすごく厳密に示すので、その辺がどうなのか。また、先生方はCATIEのトラフと予測したピークの平均で考えていらっしゃると思うのですが、そういうものなのか。AUC（血中濃度-時間曲線下面積）を考えるのであれば、その平均値というのはどういった意味があるのかということを教えていただきたいと思います。また、伊豫先生がおっしゃっている血中濃度というのは、いつのタイミングのことなのかということを教えていただけたらと思います。

　伊豫　まず、血中濃度から脳内の占拠率を推定するにはいくつもの条件を整えなければならず、ある意味、理想的な条件の下ということになります。一般的には蛋白などに結合していないフリーな薬剤が脳の中に入っていくだろうといわれているので、血中のフリー濃度で考えるべきでしょう。実際、PETなどで厳密に計測する場合には放射性薬剤のフリー濃度を測定することになります。しかし、通常の内服薬だと無理だと思います。したがって、どうしても私の話はモデル的な形になります。

　その一方で、ハロペリドールでは多少の差はあっても、我々も1990年

に再解析して報告しましたが、ハロペリドール血漿中濃度と占拠率にはかなりきれいな相関が得られています。したがって、臨床的に有用な情報は得られるのではないかと考えています。

　それと服薬量と血中濃度の間にも個人差がかなりあると思います。それこそ吸収とか代謝の問題が入ってきますので。

　さらに、服用したあとに血中濃度は大きく変化します。ここで考えているのは血中濃度と脳内D_2受容体占拠率が定常状態になっている、平衡状態になっているという前提で話さざるを得ないのが実情です。

　内田　まず、CATIEのデータに関してなのですが、CATIEの血中濃度の測定というのは、ほぼすべての患者さんから得ていますが、任意の時点でとっています。その代わり、採血したときと、その前の服薬の期間、それをちゃんととっていて、それで身長体重といったファクターも全部入れて、Population Pharmacokinetics法によってモデルを確立しています。この方法を使うと、よくある古典的な方法で行うような、例えば飲んでから5分後、10分後であったり、そういったピークと想定されるところ、トラフと想定されているところをとらなくても、任意のところでとってモデル化できるというのがメリットです。そのモデルに関しては、今、インディアナ大学のRobert Biesらによって、リスペリドン、オランザピン、クロザピン、ペルフェナジンに関しては、パブリッシュされています。それで、そのモデルを使うことによって2時点での採血、それぞれの患者さんから、大体1人当たり、少ない人で1検体、多い人で4、5検体出しているんですね。その検体を使うこと、その数値をモデルにまた入れることによって、各患者さんが想定された同数においてピークとトラフでどのぐらいの濃度になるかというのを推測することができます。それで、推測モデルを我々が作って、そのモデルの妥当性に関してはTherapeutic Drug Monitoringという雑誌に今年出しているのですが、そのモデルを使うと、おそらくかなりの精度で推定はできるだろうと思っています。それに基づいてD_2 occupancyを求めているとい

うのが、まず1つの答えです。

　そして、あともう1つ、ピークとトラフ、AUC、どこに重きを置くのか。これは非常に重要で、まだはっきり答えを申し上げられないところではありますが、まずこのスタディで、CATIEの再解析において中間を用いたというのは、ピークとトラフはわかっても、例えばCATIEを使った再解析で認知機能の結果を比べてみたり、ほかの治療効果の経過と比べたりしているのですが、どの時間をとっていいのか、これはまだはっきり答えがないところでもあるので中間の値をとっています。これは実際、ピークでとっても、トラフでとっても、またAUCに関しても、血中濃度のAUCだけでなく、モデル上でD$_2$ occupancyのAUCもとることができますが、結果は変わりませんでした。

　しかし、どれがより重要なのかというのは、はっきりわかっていません。個人的な印象としては、AUCは、副作用に関係があるのではないかと思っています。また臨床効果に関しては、ピークとトラフ、そのピークが高ければ高いほどやはり副作用はその時点で起こりやすくなるので関係していて、トラフというのが治療効果、安定した治療効果に関係しているのではないかと個人的には考えていますが、はっきりしたエビデンスというのは現時点ではございません。

4-4．統合失調症の治療抵抗性メカニズム

　中込　昔、よく再発脆弱性や、履歴現象というようなことがいわれて、再発を繰り返せば繰り返すほど、再発がしやすくなり、より治療抵抗性が増していくといわれていました。それは、覚せい剤なんかもそうだと思うのですが、どちらかというとアンタゴニスト作用が強すぎて生じるドパミン過感受性精神病に対して、ドパミン系に関しては逆かなという印象をもちますが、このあたりについて3人の先生方に何か、この治療抵抗性のメカニズムの違いみたいなものについて一言ずつでもコメント

いただけますでしょうか。

金原 本試験と並行して、私たちは精神病未治療期間（DUP）の長さと、その長期予後を疫学的に調査してきました。「DUPが長いほど、治りがよくない」ということは、よくいわれておりますが、DUPの期間における経過も恐らくさまざまな経過がある可能性が臨床的にはあると考えられます。つまり、DUPが長いと精神病の毒性によって重病化してしまい、回復が芳しくないという一般的な仮説と、発病当初から非常に重篤な症状を呈し、なかなか病院受診に至らず、DUPが長期化してしまうような症例もあるかもしれません。いずれにしてもDUPの長さと、その予後を調べてみると、千葉県のデータでは意外と非常に長く、DUPが2～3年の人が多かったのです。しかしそのうちの1/4の患者さんでDUPがわずか2週間程度に止まっていました。そしてこのようなDUPが極端に短い患者さんが、結果的に改善がかなり良いという結果でした。つまりDUPが長い患者さんにおいて、改善が芳しくなかった結果で、これは先行研究での報告と同じ結果でありました。しかし実際にはDUPが極端に短い患者さんと、極端に長い患者さんに二分化していて、極端に長い患者さんが予後が実際に悪く、特に陰性症状が強かったという結果でした。ドパミン過感受性精神病と少し強引に絡めて考えてみますと、ドパミン過感受性精神病は「治療抵抗性」とか陽性症状中心の概念ですが、一方でその対極に、1つの可能性として陰性症状がかなり初期からジワジワと潜伏的に出現するような経過を辿っている群があるかもしれないと考えています。その陰性症状はもしかしたら周りの人たちも気づかないような性質のものかもしれません。その後陽性症状出現とともに治療介入がなされた際に、その初期における陰性症状の評価は臨床的には非常に困難であるということも感じます。さらに抗精神病薬によるパーキンソニズムが出てしまいますと、初発精神病の陰性症状は、さらに一層マスクされて評価困難となりますが、そのような状態で数年経つと、陰性症状だけが、かなり根深く残るような群の患者さん

が、ある程度いるんではないかとも考えております。ですので、「治療抵抗性」の患者さんの特徴として、少なくとも2つの病型が存在し、ドパミン過感受性精神病が形成されやすく、陽性症状に着目して経過を追っていくことが重要な病像の患者さんと、もしかしたら非常に早期に陰性症状が潜伏的に出現しており、それらに何とか着目して介入していく必要のある患者さんの、少なくとも2群がいるのではないかというのが、最近の私たちが考えているところです。

伊豫 私は自身、国立精神・神経センター精神保健研究所薬物依存研究部にいるときから、佐藤光源先生にいろいろと教えていただき、ドパミンの間接的アゴニストである覚せい剤を繰り返し使用するうちに精神病状態になるという覚醒剤精神病についての研究も行って参りました。覚醒剤精神病で問題となるのはプレシナプスかポストシナプスかということと同時に、立津政順先生が報告しているように覚醒剤精神病では統合失調症の家族歴を有する方が多いことから、元々、精神病になりやすい脆弱性を有している人たちが覚醒剤精神病になりやすいのか、ということもあると思います。

そのような中、一方で我々は覚醒剤精神病の人たちではドパミン・トランスポーター密度の低下が生じており、その低下と慢性の精神病症状の重症度が相関することを報告しました。このような人たちで何らかのストレスが生じてドパミンが放出されると、ドパミン再取り込み機能が低下しているのでシナプス間隙に大量のドパミンが停留し、精神病症状を出現させる、というのも1つの機序なのではないかと思っています。ドパミン過感受性精神病ではポストのD_2受容体密度の増加が問題であるというのに対して、覚醒剤精神病では主にプレの問題ではないかと考えています。ただ、氏家寛先生を中心としたJGIDA（Japanese Genetics Initiative for Drug Abuse）というプロジェクトからは、遺伝子学的にもさまざまな脆弱性があることが報告されております。

内田 少し総論的な答えになってしまうのかもしれませんが、治療抵

抗性ということを考える際にやはり1つの統合失調症という形で議論されることが多いのですが、これは原点に立ち戻って、そういった妄想型であったり、破瓜型であったり、いろんなサブタイプがあります。また一部の群においては、やはり神経変性疾患と考えたほうがいいような経過をとる方もいらっしゃいます。ですので、そういったところの視点がまず当然重要になってくるということ。それから、これは自戒の念を込めて言うと、こういったデータをお示しするときというのは、患者さんから同意をとることができる場合なんですね。多くが妄想型であったり、ある程度よくなって病状がよかったりする方です。インフォームドコンセントがとれないと研究が進まないということがありますので、我々が実際、臨床で本当に困っていてなかなか家から出てこない方や、まったく身の回りのことができない方というのは、なかなか研究の対象になってこない。この辺は倫理的な問題があるので、なかなかすぐに進まない話ではあると思うのですが、そういった病型分類であったり、精神病理的な診断に基づいた分類であったり、そういったところも見直しつつ、生理学的な知見と結びつけていく必要があるのではないかと個人的に感じております。

中込 まだまだ議論は尽きないところだと思いますけれども、この総合討論を終わらせていただきたいと思います。皆様、ご協力ありがとうございました。

（注）発言者
・太田克也先生　明柳会恩田第2病院診療部長
・築地茉莉子先生　千葉大学医学部付属病院薬剤部

5 指定発言

佐藤光源
東北大学名誉教授

　今日は、素晴らしいご発表を伺って頭の中が整理できました。それぞれが明解なプレゼンテーションでしたので特にコメントする必要はないように思います。

　ただ、かねてから私なりにドパミン過感受性精神病には関心がありましたので、感想を述べさせていただきます。

　Chouinard先生が最初にsupersensitivity psychosisを提唱されたときの記載では、drug-induced psychotic relapsesでした[1]。抗精神病薬を長期に続けていると再発準備性が増し、遅発性ジスキネジアが起きる。黒質線条体ドパミン神経系に過感受性が形成されると遅発性ジスキネジアが生じ、中脳辺縁ドパミン神経系に形成されるとそれは精神病の再発に関係すると考えたのですが、当時rebound psychosisとかdiscontinuation psychosisといったように、断薬や減量に伴う一過性の現象という印象が強かったように思います。

　また、2010年には、服薬を中止か減量すると再発する、つまりdrug-induced psychotic relapseが起こる、それは6週間以内に起こり再投与で速やかに改善するというものでして、それを過感受性精神病としています[2]。

5-1. 一過性か持続性か

そこでまず、ドパミン過感受性精神病とその基盤にあるドパミンD_2（High）は、果たして一過性の現象なのか、それとも長期持続性の現象なのか。それは臨床上、大きな問題だろうと思いました。

長期持続性であれば単なる離脱現象ではなく、病気の再発に絡んできますので、今後の研究に待ちたいと思います。

それから、Chouinard先生の古い論文ですが[3]、遅発性ジスキネジアもドパミン過感受性精神病も loss of cholinergic interneurons で起きるとされていまして、もしそうならかなり long-lasting な変化ではないかと思いながら聞いておりました。

つぎに、先ほど覚せい剤などドパミン作動薬のお話がありました。作動薬も間歇投与によってドパミンD_2の high affinity site の density が増し、affinity も増加する。しかもその変化は long-lasting で、精神病の再発に関係しているんですね。これはドパミン作動薬による innervation supersensitivity ですが、ドパミン拮抗薬の抗精神病薬による denervation supersensitivity も長く続く変化ではないか。

5-2. 病像の難治化との関連

もう1つは、病像の変遷あるいは病状の難治化とドパミン過感受性精神病との関連です。統合失調症にはCrowのTypeⅠ, TypeⅡ仮説がありますね。たしかに患者さんを見ていましても猜疑的となり妄想的な意味づけをする paranoid state の段階から自他分離機能が損なわれた psychotic state になったり、陰性症状が増強して治療抵抗性病像になったりする。そうした病像の変遷があります。

Garverたちは dopamine psychosis と non-dopamine psychosis を提唱

しましたが[4]、まさにこうした病像の変化が、治療抵抗性病像の病態を解明するうえで重要と思います。この病像の変遷にドパミン過感受性が関与しているという今日のご発表を興味深く聞かせていただきました。

統合失調症の初回エピソードが、再発を重ねるとともに治療抵抗性となることは周知のことですが、その難治化の脳内過程をドパミン過感受性精神病から検証していく。それは重要なアプローチだと思いました。

5-3. 病態と予防

また、ドパミン過感受性精神病の病態と予防について、PETの受容体占拠率の研究成果をもとに伊豫先生がわかりやすく説明されましたし、3人の先生から予防法、治療法が示されました。ドパミン過感受性精神病へのクロザピンの有効性が印象的でした。統合失調症の薬物選択アルゴリズムで、すでにKaneはクロザピンに反応しないことを難治性の前提としていますので、お話を伺って、クロザピンでドパミン過感受性精神病を除外して難治性を規定するということかと腑に落ちたように思いました。

それからPETのoccupancyが20万円かかると伺いまして、もっと簡便なドパミン過感受性精神病のbiological markerがあれば良いと思いました。例えば、プロラクチン濃度と血漿の薬物濃度を組み合わすといったことです。

伊豫先生のお話では我が国の難治例9万人の約半分がドパミン過感受性精神病ではないかということですが、彼らの症状が寛解し、リカバリーに向かうためにも、ドパミン過感受性精神病の病態から難治性精神病に迫るという、こういう研究をぜひ進めていただきたいと思います。

引用文献

1) Chouinard G, Jones BD : Neuroleptic-induced supersensitivity psychosis:

clinical and pharmacologic characteristics. Am J Psychiatry. 1980 Jan;137 (1) :16-21.
2) Demily C, Chouinard VA, Chouinard G : Iatrogenic psychiatric-like symptoms recognition. Encephale. 2010 Oct ; 36 (5) : 417-24.
3) Miller R, Chouinard G : Loss of striatal cholinergic neurons as a basis for tardive and L-dopa-induced dyskinesias, neuroleptic-induced supersensitivity psychosis and refractory schizophrenia. Biol Psychiatry. 1993 Nov 15 ; 34 (10) : 713-38.
4) Garver DL, Zemlan F, Hirschowitz J, Hitzemann R, Mavroidis ML : Dopamine and non-dopamine psychoses. Psychopharmacology. 1984 ; 84 (1) : 138-40.

ドパミン過感受性精神病の研究用診断基準
Guy Chouinard, Schizophrenia Research, 5（1990）21-33

（A）患者は抗精神病薬を3カ月以上服薬していなければならない

（B）以下の大基準のうち少なくとも1つは存在しなければならない：
  （1）過去5年間に抗精神病薬を減量または中止して、内服薬なら6週間以内、デポ剤なら3カ月以内に、精神病症状が再出現したことがある；
  （2）抗精神病薬で継続的に治療されている間に再発（急性精神病症状の悪化）の頻度が増大した；
  （3）抗精神病薬の抗精神病効果に耐性が生じた（過去5年間に20％以上用量が増えた）；
  （4）抗精神病薬への極度の耐性：抗精神病薬を増量してももはや精神病症状を覆い隠すことができない；
  （5）抗精神病薬の減量に伴う精神病症状は新たな（過去には見られなかった）統合失調症症状である、または重症度が増したものである；
  （6）抗精神病薬の突然の減量（10％）により精神病症状が現れるが、同じ量を徐々に減量したときには現れない；
  （7）過去に抗精神病薬の耐性が生じ、現在は高用量の抗精神病薬を分2以上の服用で治療されている；

（C）もし大基準が1つしか存在しない場合には、以下の小基準のうち1つは存在しなければならない：
  （1）遅発性ジスキネジア（標準的な検査を使用しなければならない）；

（次頁に続く）

（2）抗精神病薬の減量または中断後に抗精神病薬の用量を増加させると精神病症状が急速に改善する；
（3）ストレスによる精神病症状の明確な悪化；
（4）注射と注射の間隔の最後には精神病症状が現れる（持効性抗精神病薬筋注剤を投与されている患者に対して）；
（5）高いプロラクチン濃度、または強い神経遮断活動（過去2年間に通常は2回、少なくとも1回）；

（D）除外基準：
（1）初発精神病エピソードの患者
（2）抗精神病薬に反応しない持続的で重篤な精神病症状を有する患者

（E）亜型
第Ⅰ段階：退薬型：大基準の1および／または6だけが存在して可逆的である；
第Ⅱ段階：遅発性型：
　ⅡA‐大基準の3だけが存在するときで精神病症状が隠れており大抵は可逆的である；
　ⅡB‐大基準の7だけが存在するときで精神病症状が隠れていて大抵は非可逆的である；
　ⅡC‐大基準1が存在するときで、6以外のどの大基準があってもよいが、精神病症状は明らかで大抵は非可逆的である；
第Ⅲ段階：重症型：大基準4が存在するとき：

（翻訳：伊豫雅臣、金原信久、木村大）

あとがき

　平成24年10月21日、千葉市のホテル・ザ・マンハッタン幕張で「ドパミン過感受性精神病」に関するシンポジウムが開催された。休日にもかかわらず、70名あまりの医療関係者も参加して、熱い議論が交わされた。これほど多くの関心を惹いたのは、ドパミン過感受性精神病が身近な病態であることを表している。私も研修医1年目に、遅発性ジスキネジアをもつ高齢の女性患者を担当し、抗精神病薬を減量すると悪化し、増量すると少し改善する様をみて、「ドパミン過感受性」という概念を学習した記憶がある。

　初発時は、病識がないまま、半ば強制的に服薬させられてしばらくすると、身の回りで生じていた不思議な現象はおさまり、飲むたびに眠くなる薬はさっさと中断する。しばらくすると、再発をきたすが、今度は最初ほど薬が効かず、興奮などを伴えば、鎮静目的で大量の抗精神病薬を投与される。何とか幻覚や妄想は軽くなるが、少しでも薬を減らすと不安定になるので、薬を減らせられない。しかし、患者は眠くなって仕方がないので、途中で服薬をやめてしまう……。この繰り返しから、服薬量は増え続け、持続的な陽性症状を伴うようになる。薬を調整しようとして、減薬すると幻覚妄想のほか、情動も不安定化し、本人や家族も減薬を望まなくなり、医師も処方の変更をあきらめ、自宅で閉居がちの生活を送るようになる。このようなドパミン過感受性精神病を疑わせる症例は、私が現在勤務している国立精神・神経医療研究センターには大勢いる。他の施設でも少なからず経験されていることと思う。こうした患者さんの多剤大量処方は、1人の主治医によって作り上げられたものではないだろう。数多くの一時的な主治医が、減薬を試みては失敗し、病状が不安定なために、逆に新たに（少しだけ）薬を追加していくこと

で出来上がっていく共同作品といえるだろう。初発時の担当医は、まさか当時の患者さんがこんな病像を呈しているとは想像もできないかもしれない。

本シンポジウムを発案、企画した、千葉大学の伊豫雅臣教授は、治療抵抗性の統合失調症で悩む患者さんのうち、かなりの数がドパミン過感受性精神病によるものと考え、精神病症状の発現はD_2受容体占拠率より非占拠D_2受容体数が関連し、そのためD_2受容体数が増えてしまったドパミン過感受性精神病の患者さんの薬物療法においては、同じ占拠率の低下を認めても、非占拠D_2受容体数が多くなることに着目し、適切な治療アプローチを明らかにした。詳しい内容は本書をご覧になれば、実にわかりやすく書かれているので、そちらに譲るが、伊豫先生の発想力、仮説検証へと向かう実行力ともに面目躍如たるものがある。

これまでなかなか手がつけられず、積極的な治療が施されなかった慢性病像をもつドパミン過感受性精神病の患者さんに対する治療指針が得られたことで、多くの精神科医は勇気づけられ、患者さんや家族も大きな期待を寄せ、生き生きと前を向くようになってくれたことが何よりうれしい。また、同時に、初発時の対応がいかに重要か、ドパミン過感受性精神病をいかに作り出さないようにするか、も強く意識される。初発エピソード時は、比較的薬物に対する反応性がいいために、症状の改善が得られたことだけで満足してしまい、長期的な視野をもって良好な治療関係を築き、心理教育をきちんと行う、といった重要な作業を怠ってしまったことはなかったろうか。自分が初発時に担当した患者さんたちが今どうしているのか、気になるところである。

本書は、伊豫教授のドパミン過感受性精神病の機序に関する論考を真ん中に配置し、トップバッターは慶応大学の内田先生で、病期によって必要とされるD_2受容体占拠率が異なる可能性から、維持期では間歇投与など、より少ない量での治療の可能性や、その方法がドパミン過感受性の防止につながる可能性について明快に解説されている。最後は千葉

大学の金原先生で、千葉大学を中心とした多施設共同臨床研究の結果を報告された。治療抵抗性の統合失調症患者に対して、RLAI（Risperidone Long Acting Injection；伊豫教授の推奨する治療アプローチの1つ）を追加投与して12カ月時点での結果を報告された。概ね良好な改善効果がみられ、とくに治療抵抗性のうちでもドパミン過感受性精神病の特徴を満たすケースで、その効果が顕著であることが明らかにされた。いずれもすばらしい内容である。

　今後は、ぜひとも大規模な調査および介入研究を実施し、得られた知見をわが国のみならず、世界中の治療抵抗性の統合失調症、ドパミン過感受性精神病の患者さんに還元していただきたいと願うのは私ばかりでなく、シンポジウムに参加した皆さん、本書を読まれた皆さんも同様と思う。

平成25年1月

中込和幸
国立精神・神経医療研究センター
トランスレーショナルメディカルセンター
臨床研究支援部長

《監修者紹介》

伊豫雅臣（いよ まさおみ）
　医学博士、精神保健指定医、日本精神神経学会専門医
　1958年　東京都生まれ
　1984年　千葉大学医学部卒業
　1986年　国立精神・神経センター精神保健研究所薬物依存研究部研究員
　1988～1989年　NIH米国立老化研究所神経科学研究部客員研究員
　1991年　国立精神・神経センター精神保健研究所薬物依存研究部室長
　1997年　浜松医科大学精神神経医学講座助教授
　2000年　千葉大学医学部精神医学講座教授
　2001年　千葉大学大学院医学研究院精神医学教授（組織改編による）
　2005年　千葉大学社会精神保健教育研究センター長　兼任
　　現在に至る

中込和幸（なかごめ かずゆき）
　医学博士、精神保健指定医、日本精神神経学会専門医・指導医
　1959年　兵庫県生まれ
　1984年　東京大学医学部卒業
　1987年　帝京大学医学部精神科学教室
　1990年　同大学附属溝口病院精神科
　1996年　帝京大学医学部精神神経科講師
　1997年　昭和大学医学部精神医学教室助教授
　2005年　鳥取大学医学部精神行動医学分野教授
　2011年　国立精神・神経医療研究センター　トランスレーショナル
　　　　　メディカルセンター　臨床研究支援部長
　　現在に至る

《著者紹介》

佐藤光源（さとう みつもと）
　東北大学名誉教授

内田裕之（うちだ ひろゆき）
　慶應義塾大学医学部精神・神経科学教室講師

金原信久（かなはら のぶひさ）
　千葉大学社会精神保健教育研究センター
　治療・社会復帰支援研究部門講師

過感受性精神病
治療抵抗性統合失調症の治療・予防法の追求

2013年4月30日　初版第1刷発行
2019年6月21日　初版第2刷発行

監　　修　伊豫雅臣，中込和幸
発 行 者　石澤雄司
発 行 所　㈱星和書店
　　　　　〒168-0074　東京都杉並区上高井戸1-2-5
　　　　　電話　03（3329）0031（営業部）／03（3329）0033（編集部）
　　　　　FAX　03（5374）7186（営業部）／03（5374）7185（編集部）
　　　　　http://www.seiwa-pb.co.jp
印刷・製本　中央精版印刷株式会社

Ⓒ 2013　星和書店　　Printed in Japan　　ISBN978-4-7911-0840-4

・本書に掲載する著作物の複製権・翻訳権・上映権・譲渡権・公衆送信権（送信可能化権を含む）は㈱星和書店が保有します。
・JCOPY 〈(社)出版者著作権管理機構 委託出版物〉
　本書の無断複製は著作権法上での例外を除き禁じられています。複製される場合は，そのつど事前に(社)出版者著作権管理機構（電話03-3513-6969，FAX 03-3513-6979，e-mail：info@jcopy.or.jp）の許諾を得てください。

不安の病

伊豫雅臣 著
四六判　208p　定価：本体1,500円＋税

パニック障害、社会恐怖（対人恐怖・社会不安障害）、強迫性障害、疼痛性障害、心気症など、日常の生活に支障をきたす不安障害について、その心理的成り立ち、実態、治療について、平易な文章でわかりやすく解説する。

精神疾患の薬物療法ガイド

稲田俊也 編集・監修　稲垣 中、伊豫雅臣、尾崎紀夫 監修
A5判　216p　定価：本体2,800円＋税

代表的な精神疾患に対して、新薬を最大限に日常臨床に生かせるようにまとめた平易な薬物療法ガイド。向精神薬の等価換算と向精神薬の薬効評価に用いられる評価尺度についても紹介する。

慢性疼痛の治療: 治療者向けガイド
A5判　144p　定価：本体2,000円＋税

慢性疼痛の治療: 患者さん用ワークブック
B5判　96p　定価：本体1,500円＋税

認知行動療法によるアプローチ
ジョン・D・オーティス 著　伊豫雅臣，清水栄司 監訳

発行：星和書店　http://www.seiwa-pb.co.jp

認知行動療法の科学と実践

D.M.Clark，C.G.FairBurn 編　伊豫雅臣 監訳
A5判　296p　定価：本体3,300円＋税

認知行動療法の科学的根拠や疾患別治療法をわかりやすく解説した実践書。疾患ごとに存在する特有な、または他の疾患と共通する精神病理を科学的に解析し、その病理をより効果的に改善させる方法を具体的に紹介する。

ギャンブル障害の治療：
治療者向けガイド

A5判　176p　定価：本体2,500円＋税

本書は、ギャンブル障害患者が自らの問題を克服し、過剰なギャンブルによる経済的問題を始め様々な困難に効果的に対処できるよう支援するために開発された認知行動療法に基づく治療プログラムを紹介する。

ギャンブル障害の治療：
患者さん向けワークブック

B5判　104p　定価：本体1,500円＋税

本書は、ギャンブル障害を克服するために患者さんが自分で行える認知行動療法のワークブックです。治療を受けながらでも、自分ひとりでも、効果的に利用できるよう工夫されています。

認知行動療法によるアプローチ
Robert Ladouceur, Stella Lachance 著
椎名明大，長谷川直，伊豫雅臣 訳

発行：星和書店　http://www.seiwa-pb.co.jp

統合失調症の早期発見と認知療法

発症リスクの高い状態への治療的アプローチ

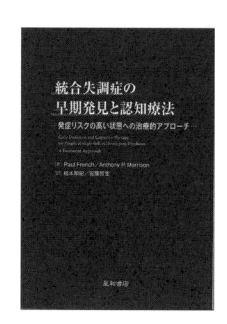

P. フレンチ, A.P. モリソン 著
松本和紀, 宮腰哲生 訳
A5判　196p　定価：本体2,600円＋税

統合失調症を発症するリスクの高い人々への早期の介入方法として、認知療法が注目を集めている。豊富な事例をもとに認知療法による早期介入について解説した初のガイドライン。

シリーズ治療・イラストレイテッド　1

統合失調症治療イラストレイテッド

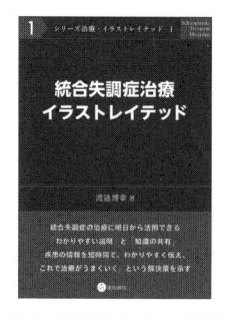

渡邉博幸 著
A5判　132p　定価：本体2,000円＋税

統合失調症の治療に関わる医師や多職種のスタッフに向けて、疾患の情報をわかりやすく伝える1冊。千葉大学精神医学教室で使用している情報提供ツールや最新の知見を余さず紹介。

発行：星和書店　http://www.seiwa-pb.co.jp